CONTRIBUTION

A L'ÉTUDE

DE

L'ARTHROTOMIE ANTISEPTIQUE

PAR

Le Docteur Ad. NICOLAS

PROSECTEUR A LA FACULTÉ DE MÉDECINE

NANCY

IMPRIMERIE PAUL SORDOILLET

RUE SAINT-DIZIER, 51

—

1883

CONTRIBUTION

A L'ÉTUDE

DE

L'ARTHROTOMIE ANTISEPTIQUE

CONTRIBUTION

A L'ÉTUDE

DE

L'ARTHROTOMIE ANTISEPTIQUE

PAR

Le Docteur Ad. NICOLAS

PROSECTEUR A LA FACULTÉ DE MÉDECINE

NANCY

IMPRIMERIE PAUL SORDOILLET

RUE SAINT-DIZIER, 51

—

1883

INTRODUCTION

Le traitement des affections articulaires constitue l'une des questions les plus intéressantes et les plus délicates de la thérapeutique chirurgicale. A toutes les époques, dans tous les pays, il a toujours été pour le chirurgien un sujet constant de préoccupations et d'études. La quantité véritablement prodigieuse des travaux publiés sur ce sujet en fait suffisamment foi. C'est que ce sont des affections particulièrement graves, qui, si elles ne mettent pas toujours la vie du malade en danger, ont le plus souvent pour conséquence de laisser à leur suite une infirmité incurable. Heureux encore quand une mutilation n'est pas le prix de la guérison. Lorsqu'on songe en outre que, le plus souvent, elles surviennent, et presque toujours avec leur maximum de gravité, chez des gens du peuple qui ont besoin pour gagner leur vie de toute l'intégrité de leurs forces musculaires, et du parfait fonctionnement de leurs membres, on comprend sans peine que l'on ait sans cesse recherché les moyens de supprimer ou tout au moins d'atténuer dans la mesure du possible les conséquences funestes de ces maladies. Malheureusement, il faut bien le reconnaître, et malgré les progrès immenses réalisés par des maîtres tels que J.-L. Petit, Boyer, Velpeau, Desault, Bonnet et tant d'autres, le remède n'était pas encore à la hauteur du mal. Pour ne parler que des arthrites purulentes, on arrivait bien quelquefois à force de patience, avec des soins infinis et continus à éviter l'amputation ou la résection ; le patient guérissait, mais au bout d'un temps fort long, après avoir couru des dangers de toutes sortes, et encore l'ankylose de la jointure était presque la règle. L'incision, qui, dans ces cas est le seul moyen de faire cesser les accidents et d'amener la guérison, était considérée comme une tentative téméraire, je dirai presque insensée. Ce n'était que poussé à bout et quand le pus allait faire issue de lui-même au dehors que l'on se résignait à porter le bistouri dans l'articulation ; et cependant on avait déjà remarqué que l'évacuation du pus favorisait la guérison (S. Duplay), mais c'était encore et toujours un hasard heureux, et le chirurgien était à peu près désarmé lorsqu'il s'agissait de combattre les accidents redoutables qui suivaient trop souvent son intervention. Il aurait fallu, pour agir à coup sûr, que l'on fût certain de pouvoir éviter la suppuration, l'érysipèle, l'angioleucite, etc ; en un mot les complications ordinaires des plaies articulaires, et tous les efforts dans ce sens restaient infructueux.

Apparaît alors la méthode antiseptique, et tout change de face. Immédiatement, les chirurgiens qui l'adoptent obtiennent des résultats merveilleux. Convaincus qu'ils sont de pouvoir avec leur pansement obtenir une sécurité presque absolue, ils s'enhardissent petit à petit, et à mesure qu'ils se familiarisent avec lui, ils osent chaque jour davantage. Les faits donnaient raison à la théorie, et puisque les plaies se comportaient chaque fois de la même façon, il était logique d'étendre immédiatement la méthode et de l'appliquer à tous les cas où l'intervention sanglante est nécessaire. On vit que le péritoine pouvait être blessé sans danger, les synoviales tendineuses ouvertes, exposées à l'air sans qu'il en résultât le moindre accident, et tout naturellement, guidé par les analogies anatomiques, physiologiques et pathologiques, le chirurgien dut se croire autorisé à agir de même lorsqu'il était question d'une séreuse articulaire. Les résultats dès le principe furent encourageants, aussi, à partir de cette époque les tentatives se répètent, les observations se multiplient : si bien, qu'à l'heure actuelle l'ouverture d'une articulation, l'arthrotomie en un mot, est entrée, au moins pour certaines affections, dans la pratique courante. Si les chirurgiens ne sont pas encore complètement d'accord, ce n'est que sur des détails particuliers, pour ainsi dire accessoires, car l'opération est acceptée en principe dans le monde entier par les partisans de la méthode antiseptique.

Il résulte de cela qu'une étude complète de l'arthrotomie exigerait un volume, aussi avons-nous été obligés de restreindre notre cadre. C'est ainsi que nous laisserons tout à fait de côté l'arthrotomie antiseptique appliquée à l'extraction des corps étrangers articulaires. Les observations se chiffrent ici par centaines ; des monographies détaillées ont été publiées. Nous n'aurions pu que les résumer, ou bien nous en tenir à une énumération statistique des cas connus. C'eût été une besogne fastidieuse et qui n'eût rien prouvé de plus que ce que tout le monde sait et accepte aujourd'hui [1].

De même nous ne parlerons pas de l'incision appliquée au traitement des luxations irréductibles et des fractures articulaires. Cette question à elle seule exigerait des developpements dans lesquels il nous est impossible d'entrer.

Nous n'aurons donc en vue que l'arthrotomie appliquée au traitement des arthrites aiguës et des arthrites chroniques : hydarthroses, hémarthroses, arthrites fongueuses suppurées ou non, et arthrites tuberculeuses.

Après avoir défini ce que nous entendons par arthrotomie antiseptique, nous rapporterons successivement et en les

(1) Nous renverrons le lecteur désireux de s'édifier sur cette question, aux travaux suivants qui la résument d'une façon très claire et très complète :

G. BERNARD. — Etude sur les corps étrangers articulaires. Application à leur traitement de la méthode antiseptique. Thèse de Paris, 1877.

GAUJOT. — Du traitement des corps flottants du genou. *Revue de Chirurgie,* 1881, page 353.

PONCET. — Des arthrophytes du genou, *Revue de Chirurgie,* 1882, page 796.

E. FIBICH. — Des arthrophytes. De leur traitement par l'arthrotomie antiseptique. Thèse de Paris, 1883.

classant suivant la date de leur publication, les différentes observations que nous avons pu recueillir. Cette énumération fera du même coup tout notre historique.

Dans un *deuxième chapitre* nous analyserons ces observations et indiquerons d'après elles les résultats généraux de la pratique des chirurgiens. Enfin, nous terminerons dans une *troisième partie* par l'étude du manuel opératoire et des soins consécutifs à l'opération, c'est-à-dire par l'exposé des différents modes de pansements antiseptiques.

Il nous reste maintenant, avant d'aborder notre sujet, à adresser nos plus chaleureux remerciements à M. le professeur agrégé Th. Weiss, à qui nous devons l'idée de ce travail. Qu'il reçoive ici l'expression de notre vive reconnaissance pour l'intérêt qu'il n'a cessé de nous porter pendant tout le cours de nos études.

MM. les docteurs Eug. et J. Bœckel, chirurgiens de l'hôpital civil de Strasbourg, ont bien voulu nous aider de leurs savants conseils et nous communiquer plusieurs observations inédites des plus intéressantes ; nous les prions d'accepter l'assurance de notre profonde gratitude.

Merci enfin à nos excellents amis E. Haut, docteur Rohmer et docteur Kœhler, pour leurs traductions d'allemand et d'anglais.

DÉFINITION

Nous définirons l'Arthrotomie : *L'ouverture large d'une articulation faite dans un but thérapeutique et suivie ou non de l'enlèvement de productions pathologiques.*

Cette définition, basée sur l'étymologie même du mot (αρθφος θεμνω) et sur la façon de procéder des différents chirurgiens, nous permet d'éliminer immédiatement la *ponction*, aspiratrice ou autre. Ce mode de traitement constitue un procédé essentiellement différent, à beaucoup de points de vue, de l'arthrotomie ; la preuve en est que de nombreux chirurgiens, partisans de la ponction dans certaines affections articulaires, repoussent l'ouverture large au bistouri dans ces mêmes cas. Nous n'avons pas à insister sur cette question, ayant du reste l'occasion d'y revenir plus tard.

De même, nous écartons complètement les cas *d'ouverture accidentelle,* au cours d'une opération, d'une articulation saine ou malade. De nombreuses observations ont été publiées sur ce sujet ; mais elles rentrent dans le cadre des plaies pénétrantes des articulations, et la dénomination d'arthrotomie ne nous semble pas, en bonne justice, devoir leur être attribuée, pas plus qu'à ces dernières. Et pour le même motif, nous mettrons de côté les extirpations de kystes synoviaux.

Nous avons ajouté : *suivie ou non de l'enlèvement de productions pathologiques,* et par là nous avons eu spécialement en vue l'arthrotomie dirigée contre les arthrites chroniques, fongueuses ou autres. L'ouverture simple de la capsule n'a été faite que rarement, et encore on y ajoutait des lavages avec des solutions plus ou moins concentrées d'antiseptiques, pour tâcher de modifier les productions fongoïdes. C'était un premier pas, encore timide, dans une nouvelle voie. Lorsque, dans ces dernières années, M. Létiévant (de Lyon), se basant sur des analogies, en même temps que sur l'évolution de ces tissus morbides, proposa l'*abrasion intra-articulaire* ou *arthroxésis.* — Le mot, qui est excellent, a été adopté partout, et nous aurions mauvaise grâce de vouloir le rejeter ; aussi telle n'est pas notre intention. C'est uniquement dans le but de simplifier et de généraliser la conception du mot Arthrotomie, que nous avons ajouté cette phrase à notre définition, sans vouloir faire un chapitre à part pour l'Arthroxésis. Bien plus, comme nous le verrons, d'autres opérateurs suivant le précepte du chirurgien de Lyon : « Enlever tout le mal, rien que le mal ; laisser ce qui est sain, tout ce qui est sain », ont étendu et complété la méthode. Ils ne se contentent plus d'abraser les fongosités seules, mais quand ils trouvent des portions d'os cariées, voire même des os entiers (pied, main), des foyers tuberculeux, ils les grattent, ils les extirpent avec les ciseaux, la gouge ou la scie, faisant ainsi de véritables résections partielles. Malgré toutes ces complications dans le procédé opératoire, l'ouverture de la jointure reste le fait essentiel. C'est elle qui donne à l'opération toute sa gravité, c'est elle qui forme la caractéristique du progrès immense réalisé par la doctrine antiseptique ; et pour ce motif, nous nous croyons légitimement autorisés à faire rentrer tous ces cas dans le cadre de l'Arthrotomie.

Ceci nous amène à exposer, en deux mots, dans quel sens nous traiterons cette question de l'antisepticité. Déclarons-le dès maintenant, nous avons en vue la *méthode* et non les procédés. Discuter la valeur théorique relative des différents pansements éclos à l'ombre de cette Méthode, serait une tâche au-dessus de nos forces, et nous n'avons pas l'expérience nécessaire pour traiter un pareil sujet. Comme on pourra le voir dans les observations, la conduite des chirurgiens en matière de pansement est variable et la quantité d'antiseptiques connus et employés jusqu'à ce jour, immense. Aussi, comme ceux qui ont préconisé ces diverses substances les déclarent irréprochables au point de vue antiseptique, nous les croirons sur parole et nous nous en tiendrons à l'examen des résultats, qui seuls doivent nous intéresser et nous conduire à des conclusions utiles et pratiques.

CHAPITRE I

ARTHRITES AIGUES

Les quelques mots que nous avons dit dans notre Introduction au sujet de l'opinion des anciens chirurgiens sur
l'ouverture des articulations, nous paraissent suffisants
pour faire comprendre où en était la question du
traitement des arthrites aiguës lors de l'apparition de la
méthode antiseptique, car nous n'avons pas l'intention
de faire un parallèle entre la pratique ancienne et la
pratique moderne. Cette étude n'aurait qu'un intérêt purement historique et ne ferait que nous prouver une fois de
plus la supériorité des pansements nouveaux. « Si l'on veut
tirer du progrès tout ce qu'il peut donner, dit M. Lucas
Championnière, il faut carrément laisser de côté ces
procédés respectables pour tailler en pleine méthode
nouvelle » (1). L'opinion du savant chirurgien nos
semble bonne et nous l'adopterons entièrement. De sorte
que dans ces conditions notre historique en tant que
question à traiter à part se réduit à néant. Les partisans

---

(1) Lucas Championnière. — Progrès de la chirurgie dans le traitement des
arthropathies. (*Journal de Médecine et de Chirurgie pratiques*, 1882 page 98.)

de la Méthode antiseptique ont adopté l'Arthrotomie, d'abord en principe ; puis à mesure qu'ils étaient plus convaincus ils sont arrivés petit à petit à l'appliquer à toutes les lésions articulaires, opérant d'abord les cas les plus favorables, et finalement, de tentatives en tentatives, ils en sont arrivés aujourd'hui à ouvrir un genou avec autant d'assurance qu'autrefois on en mettait à ouvrir un abcès. Tout ce que nous pourrions faire serait de montrer comment le manuel opératoire a varié et varie encore suivant les cas et suivant les chirurgiens, comment aussi les pansements se sont perfectionnés graduellement. Mais nous croyons préférable, comme nous l'avons déjà dit, de réunir toutes ces questions dans un chapitre à part. Sur ces points, l'historique n'a qu'une importance tout à fait secondaire, ce que chacun comprendra sans peine.

Nous allons donc tout simplement rapporter les observations par ordre chronologique, non pas en prenant la date de l'opération, mais celle de la publication ; ce qui nous permettra de laisser groupés les cas publiés dans chaque travail pour en faciliter la compréhension.

Qu'on nous permette d'ouvrir une parenthèse pour signaler un fait qui nous a quelque peu étonné. M. Lister employa pour la première fois en 1865 le traitement des plaies basé sur des principes définis, auquel il donna le nom de Méthode antiseptique. Immédiatement il fut appliqué par son auteur et par ses disciples dans toutes les opérations ; et cependant la première observation d'Arthrotomie pour arthrite purulente que nous avons recueillie est de 1874. Il semble assez étonnant que pendant cet intervalle de dix ans rien n'ait été publié sur ce cas particulier d'application de la méthode. Nous n'avons pas sans doute la prétention d'avoir parcouru *toutes* les revues et tous les journaux périodiques publiés pendant ce laps de temps, surtout en ce qui concerne la littérature anglaise; mais nous avons vu des cas d'incision pour corps étrangers, pour luxations irréductibles…, etc. L'Arthrotomie était donc adoptée et mise en pratique. Les résultats étaient satisfaisants. Pourquoi alors n'a-t-elle pas été appliquée aux arthrites purulentes? Le fait est assez étrange et quelle peut bien en être la raison? A cette époque, la méthode antiseptique était pour ainsi dire dans l'enfance. Les chirurgiens qui l'avaient adoptée, nourris dans les idées anciennes au sujet des plaies articulaires, ont-ils reculé devant une opération de ce genre, jusqu'au jour où, encouragés par les résultats obtenus dans le traitement d'autres lésions, ils se sont décidés à l'appliquer? Ou bien, peu familiarisés encore avec l'emploi des antiseptiques ont-ils obtenu des insuccès qu'ils se sont dispensés de publier? Nous n'en savons rien et comme la question n'a, en somme, qu'un intérêt assez médiocre, nous n'insisterons pas davantage.

OBSERVATIONS

Parmi les observations qui ont paru jusqu'à ce jour, on en trouve une du Dr Morton, publiée en 1870 dans (1) *The Lancet* et qui est résumée par quelques auteurs. C'est à tort, suivant nous, que ces derniers l'ont considérée comme

(1) *The Lancet.* — 1870, vol. 1, page 188

un cas d'Arthrotomie antiseptique. Voici ce que la traduction de l'original nous apprend : Il s'agit d'une arthrite purulente traumatique datant de six semaines et opérée le 6 septembre 1867. L'opération se fit sous le *spray phéniqué;* mais le pansement consista dans l'application d'un liniment oléo-calcaire (?) *non phéniqué.* Pas de drainage. Les 8 et 10 septembre, comme la plaie s'était fermée et que des phénomènes de rétention du pus se manifestaient, on fut obligé de la rouvrir avec un stylet. Pendant tout ce temps le même onguent fut employé. Le 10 novembre il fut remplacé par de *l'eau pure* et le membre fut placé dans un appareil. Tout continua à bien se passer et le 20 décembre (trois mois après l'opération) le malade était guéri en conservant une articulation mobile.

Comme on peut le constater facilement, dans cette observation aucune des règles de la méthode antiseptique, excepté toutefois le spray lors de l'opération, n'a été observée. L'huile et l'eau pure n'ont jamais été considérées par personne comme des substances antiseptiques. Bien au contraire. Du reste, si l'on en doutait, l'auteur lui-même s'est chargé de nous édifier à cet égard, car il termine son observation en disant (je cite textuellement) : Il n'est pas douteux que si le genou avait été pansé avec de l'huile phéniquée au lieu d'huile pure, on eut pu considérer cette guérison comme un triomphe dû à l'acide phénique. » Cette déclaration nous dispense de tout commentaire, et le succès de Morton, rétabli dans ses termes exacts, doit être rangé parmi ceux que l'on obtenait autrefois et accidentellement avec les pansements anciens.

Comme tel nous ne l'enregistrons pas et nous passons aux cas traités conformément aux règles de la doctrine antiseptique.

OBSERVATION I (1). — *Arthrite suppurée du genou et de l'articulation tibio-tarsienne.*

Homme de 20 ans. — Fracture compliquée de la jambe, guérie sous le pansement de Lister. — A la suite d'un badigeonnage à la teinture d'iode, il se forma des vésicules qui furent le point de départ d'un érysipèle grave qui amena la suppuration de l'articulation tibio-tarsienne et du genou. — On ponctionna ce dernier. — Mais malgré cela le pus se fit jour au travers de la capsule et fusa sous le triceps. — *Trois incisions.* — Drainage de part en part. — Pansement antiseptique. — La fièvre bientôt prit les allures de la fièvre pyohémique. — *Trois semaines* après le drainage du genou, cinq semaines environ après l'érysipèle, on constata la suppuration de l'articulation tibio-tarsienne et de plusieurs articulations du pied.

Comme dernière ressource on ampute, mais dix jours après le malade meurt d'infection purulente.

A l'autopsie, outre la présence de nombreux abcès métastatiques, on constata que l'articulation du genou était presque entièrement détruite, le tibia et le fémur recouverts de granulations. Dans l'articulation tibio-tarsienne, les ligaments relâchés, le cartilage détruit.

Remarque. — Faisons observer, une fois pour toutes, que dans toutes nos observations, un pansement antiseptique quelconque a toujours été employé. Si nous ne le notons pas chaque fois, c'est uniquement pour éviter des répétitions inutiles.

OBSERVATION II. — Nussbaum (2). — *Arthrite suppurée du genou. — Arthrotomie. Guérison en 7 semaines.*

Catherine K..., 19 ans. — Il y a plusieurs années, inflammation du genou droit guérie par un traitement approprié. Les mouvements restèrent quelque peu limités. Au commencement d'avril 1875, l'inflammation reparut à la suite de grandes fatigues. Etat général mauvais. — Température élevée. — Traitement antiphlogistique. — Compression, extension continue.

On fit sans succès des injections d'acide phénique dans les extrémités osseuses. Enfin l'état local et général empirant, je pratiquai *l'opération le 13 mai 1875 ;*

(1) SCHEDE. — Drainage des articulations. Archiv. tur Klin. *Chirurgie*, t. 17, page 519, 1874.

(2) NUSSBAUM. — *Deutsche med. Wochenschrift.* — I. 6. 1875. — Le Pansement antiseptique d'après la méthode de Lister (Paris, 1880, p. 55. Traduction de de la Harpe.

Précautions antiseptiques minutieuses, lavage spray, etc. *Incision sur la face interne* du genou. Il s'écoula beaucoup de synovie et de pus.

Deuxième incision sur la face externe. — Lavage soigneux des plaies. On introduisit ensuite dans chaque plaie un drain long de 5 cent. — Pansement avec silk protectiv. — Gâze phéniquée. — Mackintosh.

Le soir, l'élévation de température notée jusqu'alors ne se produisit pas ; elle ne revint d'ailleurs plus jamais. Les suites furent remarquablement bonnes. Douleurs et gonflement disparurent rapidement. L'état général se rétablit. La suppuration avait été pour ainsi dire coupée. Il n'y eut pas même de rougeur aux lèvres de l'incision. Chaque pansement était laissé en place 3 ou 4 jours ; mais chaque fois il fallait raccourcir les drains.

Le 8 juillet, la malade sort complètement guérie.

L'année suivante, 1876, paraissent plusieurs mémoires : un de Heinecke (1) que nous n'avons pu nous procurer et dont nous rapportons seulement les conclusions, et un autre d'Albert (2) (d'Insprück) qui, le premier, pose d'une façon assez précise les indications de l'arthrotomie, mais malheureusement laisse à peu près complètement de côté les suppurations articulaires.

Heinecke cite deux cas d'Arthrite suppurée du genou avec ostéomyélite du tibia ; un cas d'Arthrite suppurée consécutive à une ostéomyélite du fémur ; un cas d'arthrite blennorrhagique aiguë à forme séreuse. Chaque fois l'articulation du genou fût ouverte et drainée sans qu'il en résultât aucun accident, car, dit-il, on ne peut considérer comme tel la diminution dans l'étendue des mouvements, permettant toutefois l'usage de l'articulation, qui survint dans les trois cas d'arthrite suppurée, suite d'ostéomyélite. Dans le quatrième, l'articulation récupera son état normal.

(1) Analysé dans *Schmidt's Jahrbücher*, 1878, p. 49.

(2) *Ueber die Arthrotomie*. Wiener med. Presse 1876, page 669.

Les quatre observations suivantes, quoique très incomplètes, nous paraissent asssez intéressantes pour être rapportées.

Deux (1) sont de 1876 et les deux (2) autres de 1877.

Observation II. — Homme de 25 ans. Inflammation aiguë d'une articulation métatarso-phalangienne, puis dans la suite, arthrite suppurée du genou avec fièvre considérable. Incision de chaque côté de la rotule. Drainage. Pansement de Lister.

Guérison avec conservation d'une légère flexion.

Observation III. — Enfant de 4 semaines. Arthrite suppurée du genou droit. Deux incisions latérales. Drainage, pansement phéniqué. Intoxication qui cesse par l'emploi du jute salicylé. Aussi longtemps que le pansement de Lister resta en place la suppuration fut minime et l'état général parfait. Mais comme le pansement salicylé fut insuffisant (au point de vue de l'antisepticité), surtout en ce qui concerne le spray, il survint un érysipèle. Cependant la guérison eut lieu et l'articulation conserva ses mouvements.

Observation IV. — (2) Abcès traumatique du genou avec épanchement purulent dans l'articulation. Incision, Lister, drainage. Guérison au bout de 3 semaines avec conservation des mouvements.

Observation V. — Arthrite suppurée du genou chez une petite fille de six mois. Incision des deux côtés de la rotule et deux tubes à drainage. Chute de la fièvre. Guérison rapide avec conservation de la mobilité de l'articulation.

En *1877* paraît l'important Mémoire de Scriba (3) (de Fribourg). Basant son travail sur des observations tirées de différentes sources, il envisage de la façon la plus claire et la plus précise les cas justiciables de l'incision, antiseptique cela va sans dire. Les conclusions qu'il pose sont encore pour la plupart celles des auteurs qui ont écrit après lui sur

(1) Dr Asché (de Jüterbag) Die listers'che Wundbehandlung, mit Berücksichtigung der übrigen neuen Wundsbehandlungsmethoden, 1876.

(2) *Muralt* in : Schweiz. Correspondenz Blatt. t. VI. Zürich, 1877.

(3) Scriba. — De l'arthrotomie et de ses indications, principalement dans les arthrites du genou. Berliner clinische, Wochenschrift, 1877, p. 460.

cette question. Nous nous réservons d'y revenir ultérieurement avec détails.

Ces observations, empruntées aux cliniques de Czerny, de Volkmann et de Thiersch, sont des plus intéressantes, surtout en ce sens qu'elles résument la pratique des chirurgiens allemands à cette époque. Aussi nous tenons à les rapporter avec le plus de développement possible.

Outre les quatre observations qui suivent, Scriba rapporte encore le cas de Morton. Nous savons maintenant à quoi nous en tenir sur son compte.

OBSERVATION. VI. — (Clinique de Czerny). *Arthrite blennorrhagique suppurée. Incision. — Guérison en 8 semaines.*

Daniel V..., 23 ans. Rhumatisme articulaire aigu qui disparaît rapidement sous l'influence d'un traitement énergique. Le genou droit seul reste malade. On reconnaît ensuite chez ce malade l'existence d'une blennorrhagie. Douleurs intolérables. Temp. monte jusqu'à 39⁰ — *16 septembre 1876* — ponction qui donne issue à du pus séreux. Lavage de la cavité articulaire avec solution d'acide phénique à 5 0/0. Un abcès du creux poplité fut également ponctionné et lavé. La situation quoique améliorée ne laissait pas que d'être grave, aussi on se décide à une intervention plus active.

23 septembre 1876. — Opération. Incision d'environ 3 centimètres de chaque côté de la rotule. Le pus qui s'écoula était mal lié, odorant et très grumeleux. Contre-ouverture au niveau du cul-de-sac sous-tricipital. Une 4ᵉ incision ouvrit l'abcès du creux poplité. Après avoir lavé les cavités avec acide phénique à 5 0/0 on plaça un gros drain passant obliquement sous la rotule. Appareil inamovible. — Glace. — (Toutes les précautions antiseptiques furent prises). — Lister.

Au début il fallut panser tous les 2 jours. La température oscilla pendant les 15 premiers jours entre 37⁰5 et 38⁰5, puis devint normale. Le gonflement et les douleurs diminuèrent dès le second pansement. Le *6ᵉ* jour on pouvait déjà communiquer des mouvements à l'articulation. Le *8ᵉ* jour on enleva le drain qui traversait l'article et on le remplaça par *deux* courts. Ceux-ci furent enlevés le *10ᵉ* jour.

A partir du *13 octobre* le pansement ne fut changé que tous les huit jours. Le *20 novembre* la plaie était cicatrisée. On appliqua un appareil plâtré que le malade cassa quelques jours après. On soumit alors le membre au massage et les mouvements se rétablirent bientôt. Exeat le *29 janvier 1877*. Les mouvements atteignent un angle de 115°.

Aujourd'hui 1er mai 1877. V.... revient et l'on constate que les deux genoux ne se distinguent l'un de l'autre que par les cicatrices.

Si nous avons rapporté cette observation avec tous ses détails, c'est qu'elle constitue en quelque sorte un type de la marche habituelle du processus à la suite de l'Arthrotomie faite suivant les règles de la méthode antiseptique.

OBSERVATION VII. — (Clinique de Wolkmann). *Arthrite purulente consécutive à un érysipèle. Arthrotomie. — Amputation ultérieure. Mort par pyohémie.*

X..., 18 ans, fracture compliquée de la jambe presque guérie. Lorsqu'il survient un érysipèle qui amène la suppuration du genou. Ponction le 3e jour. L'articulation se remplit de nouveau et l'érysipèle gagne tout le corps. Fièvre élevée. Rupture de la capsule distendue par l'épanchement. On sentait au-dessous du tendon du biceps une collection de pus mélangé de gaz. 3 incisions de chaque côté de l'articulation. — Drainage. — Lavage avec la solution de chlorure de zinc. — Les jours suivants il y eut une amélioration assez notable, mais les symptômes de pyohémie et de carie dans le genou se manifestèrent, si bien qu'il fallut amputer la cuisse le 22e jour après l'arthrotomie.

A l'autopsie on trouva que la synoviale était granuleuse. La tête du tibia était dépouillée de son cartilage et recouverte de granulations.

OBSERVATION VIII. — (Clinique de Volkmann). — *Arthrite purulente consécutive à la rugination de la tête du péroné — Arthrotomie. — Guérison en 6 semaines.*

C..., 9 ans. Ostéite de la tête du péroné. Rugination. — Deux jours après se déclare une arthrite purulente du genou. On pratique de chaque côté de l'articulation *une* incision longue de 6 cent. et on y place des drains.

Lavages avec acide phén. à 3 0/0. — Lister rigoureux. — 36 heures après la fièvre était tombée et 3 jours après la sécrétion de pus notablement diminuée. — *6 jours* après on enleva *les premiers* drains, et dans la *troisième* semaine les derniers. *Six* semaines après l'opération le malade était guéri, les mouvements étaient seulement un peu gênés par l'induration des tissus péri-articulaires.

OBSERVATION IX. — (Clinique de Lindpeitner). — *Arthrite purulente du genou, chez une femme de 34 ans enceinte de 7 mois.*

27 août 1875. — Arthrotomie. — Drainage. — Lister. — On sentit que la surface articulaire de la rotule était rugueuse. — La fièvre tomba immédiatement.

18 octobre. — Accouchement excessivement laborieux. L'inflammation du genou reparut. La malade fut prise de fièvre hectique et mourut sans que l'on soit intervenu de nouveau.

OBSERVATION X. (1). — C... 54 ans, très débilité. —Arthrite du genou datant de 8 semaines. — Le 12 juillet 1876 à son entrée à l'hôpital on constate tous les symptômes d'une arthrite aiguë. T. 39°.

14 juillet. — Arthrotomie. — Drainage. — Lavages avec une solution d'acide salicylique. Extension continue. — Pansement salicylé. Jusqu'au *3 août* la fièvre persista avec des exacerbations le soir jusque 40°. A cette date, érysipèle grave partant d'une des incisions. Il s'étend bientôt jusqu'à la partie inférieure du tronc. T. s. 40°.5.

Le huitième jour, à dater du début de l'érysipèle, le malade meurt d'œdème pulmonaire.

La même année 1877 (2), le Dr Mayer recommandait des incisions longues de 3 à 4 cent. et le drainage, avec les précautions antiseptiques, comme traitement des arthrites purulentes. Il y ajoutait ensuite la traction continue avec des poids de 5 à 7 kilog. — Son travail ne contient pas d'observations.

C'est aussi vers la même époque (1877) que parut un mémoire très important de M. le Dr Eug. Bæckel (3). L'auteur ne rapporte pas d'observations personnelles d'arthrotomies pour arthrite suppurée. Se bornant à analyser les cas déjà connus il indique les conclusions qu'on peut en tirer

(1). THIERSCH. — Volkmann's Sammlung klinischer Vorträge, n°s 84 et 85.

(2). MAYER. — Die Theraphie der Kniegelenkentzundung, *Baïr. Aerztl. Intelligenz-Blatt.* 1877, n° 5.

(3) EUG. BÆCKEL. — De l'arthrotomie antiseptique et de ses indications. *Gazette médicale de Strasbourg,* 1877, page 109.

et expose son opinion. Nous aurons dans la suite plus d'un emprunt à faire aux idées de l'éminent chirurgien.

En 1878, les cas sont assez nombreux, mais la plupart ne sont publiés que les années suivantes, nous les verrons en temps et lieu. Citons pour le moment les trois suivants.

OBSERVATION XI. — (Sidler) (1), chez un jeune homme de 17 ans, pratiqua l'arthrotomie pour une arthrite purulente du genou consécutive à une plaie pénétrante. L'accident datait de dix-sept jours. Les lèvres de la plaie furent suturées et des drains enfoncés jusqu'au milieu de la cavité articulaire. Lister. — La fièvre tomba rapidement; l'état général redevint excellent, et *trois semaines et demie* après l'opération la guérison était complète. Le nombre des pansements s'éleva à six. Jamais, lorsqu'on les changeait, on n'employa le spray.

OBSERVATION XII. — (Mariott) (2). — Garçon de 4 ans. — A la suite d'une chute sur le genou, l'articulation se gonfla et devint très douloureuse. Une quinzaine de jours après les symptômes s'aggravèrent. L'articulation mesurait dix pouces et demi de circonférence. Ponction qui donne issue à de la sérosité louche. Mais le soulagement ne fut que temporaire. Les douleurs et le gonflement reparurent. La circonférence du genou arriva à onze pouces. T. 38º,8. — Quatre jours après, violent frisson. Le lendemain on ouvre le genou avec toutes les précautions antiseptiques. Environ une once et demie de pus fut évacuée. — Drain. — Les douleurs cessèrent immédiatement et la température s'abaissa. Il ne fut nécessaire de renouveler le pansement que deux fois et la plaie guérit en quinze jours. L'articulation resta parfaitement mobile.

OBSERVATION XIII. — Arthrite suppurée du genou très grave. M. Christophe Heath (3) ouvrit l'articulation suivant les préceptes de Lister. On draina avec un faisceau de crins de cheval. Il s'écoula environ deux onces d'un liquide séro-purulent. La guérison fut rapide et les mouvements de l'articulation conservés.

L'année suivante, 1879, est fertile en observations sur le

(1) (SIDLER). — Arthrotomie in den Landpraxjs. *Correspondenz Blatt für Schweiz. Aerzte*, 1878, nº 6.

(2) (MARIOTT). — *Clinical Society's Transactions*, 1878.

(3) *British Medical Journal*, 7 décembre 1878. Résumée par J. Morgan. In : On the Opening and Drainage of joints.

sujet qui nous occupe. C'est d'abord la thèse du Dr Marchandé (1) qui rapporte 8 cas inédits d'Arthrotomie tous suivis de succès. Deux lui ont été communiqués par M. le professeur Saxtorph (de Copenhague). Cinq sont tirés de la pratique de M. J. Lucas Championnière. La dernière est du service de M. Th. Anger, à l'hôpital de Ménilmontant.

OBSERVATION XIV. — (Lucas Championnière). — Un jeune homme de 27 ans présentait un phlegmon de la cuisse droite qui fut ouvert par M. Tillaux. Quelques jours après, M. Tillaux ponctionne avec le bistouri le genou plein de pus, puis partant en voyage, fit passer le malade dans le service voisin comme un cas d'amputation immédiate. M. Lucas Championnière pratiqua une large incision au côté interne et lava l'articulation avec une solution alcoolique concentrée d'acide phénique au *cinquième*. Drain, suture du reste de la plaie. — Lister. — Malgré les difficultés dues au voisinage d'une suppuration très fétide, la plaie resta bien aseptique pendant les premiers temps, et les sutures reprirent. Puis il fallut faire des lavages intra-articulaires. Malgré cela le malade conserva son genou, mais avec une ankylose à peu près complète qui permettait cependant au malade de marcher facilement.

OBSERVATION XV. — (Lucas Championnière). — M.., 39 ans, entré le *10 janvier 1877* à Lariboisière. — Alcoolisme. — Le 8 janvier il avait fait une chute qui lui avait brisé la 5e côte. Dès la première nuit, élévation de température, délire. Camisole de force. Cette période dura jusqu'au *13*. Mais le malade accusa de la douleur dans la plupart des points où étaient appliqués les liens constricteurs de la camisole : régions tibio-tarsiennes, genou droit, fesse droite, etc. Au bout de quelques jours tout disparaît, excepté à la fesse et au genou. — Phlegmon de la fesse, M. Panas l'ouvre. — La fièvre tombe. — Le malade va mieux. — Quelques jours après, nouvelle poussée fébrile. — Le genou est tuméfié, rouge, douloureux.

T. entre 38°9 et 38°4. Sueurs abondantes.

28 janvier. — M. Championnière pratique parallèlement au ligament latéral externe une incision de cinq à six centimètres. — Écoulement d'une grande quantité de pus. — Drainage. — Lister. — Amélioration évidente. — La réunion de la plaie est obtenue dès le *3e* jour, sauf la partie inférieure qui livrait passage

(1) D. MARCHANDÉ. — Du traitement de l'arthrite suppurée par l'ouverture et le pansement antiseptique. — Thèse de Paris, 1879, n° 534.

au drain et qui est maintenue béante. A la fin de la 2e semaine la plaie est fermée. La jointure est indolente.

12 avril. — Exeat. Le malade conserve un peu de raideur dans le genou, mais les mouvements sont faciles et étendus.

OBSERVATION XVI. — *Arthrite puerpérale.* — *Incision.* — *Guérison en 50 jours.* (Lucas Championnière.)

D..., 18 ans, primipare, entrée à la Maternité le 9 juillet 1878. — Eclampsie. — Application de forceps. — Peu après le genou gauche se tuméfie. — Frissons le 10 août et le 20 août. — Douleurs atroces.

27 août. — Opération. — Incision de quatre à cinq centimètres en dehors du bord externe de la rotule. Il s'écoule beaucoup de sang et de pus avec des fausses membranes. On nettoie l'intérieur de l'articulation avec des éponges phéniquées. — Suture de la plaie. — 4 profondes. — 2 superficielles, avec fil d'argent. 2 tubes sont laissés dans l'articulation. — Lister. — Gouttière. — T. 39, Pouls 120.

Après l'opération, 4 attaques épileptiformes. — Le soir, T. 40°4, P. 140.

28 août. — La malade a cessé de souffrir. — Pansement. — T. matin, 39°. T. soir, 37°9. — Peu de suppuration.

29 août. — Même amélioration. — On raccourcit les tubes de moitié.

1er septembre. — Un des tubes est retiré.

3 septembre. — La suture a pris dans toute son étendue — la moitié du tube qui reste est coupée, ainsi que les fils de suture que l'on laisse encore cependant en place.

6 septembre. — Enlèvement de toutes les sutures.

Les jours suivants jusqu'au 19 septembre le mieux fit des progrès journaliers.

19 septembre. — Le tube est retiré.

24 septembre. — La plaie est complètement fermée.

16 octobre. — La gouttière est enlevée. La rotule est assez mobile, mais la flexion très peu étendue.

1er novembre. — La malade commence à se lever.

1er décembre. — Elle marche sans appui.

1er janvier 1879. — Exeat. — Les mouvements ont le quart de leur étendue normale. La santé est excellente.

OBSERVATION XVII (Lucas Championnière). *Angioleucite profonde suppurée de la jambe.* — *Arthrite suppurée du genou.* — *Arthrotomie.* — *Guérison en deux mois et demi.*

H..., 22 ans, angioleucite profonde de la jambe. 15 décembre 1878. M. Sée incise un abcès à la partie interne de la jambe.

24 décembre 1878. — A la suite d'une imprudence le genou se tuméfie. — Douleurs vives.

27 décembre. — Ponction antiseptique avec l'aspirateur Potain.

30 décembre. — Les symptômes généraux persistant, on se décide à l'opération : — Incision de 10 à 12 centimètres sur la partie externe. — Après évacuation du pus on lave avec la solution phéniquée forte. — Suture avec fils métalliques. — Drain à l'angle supérieure. — Lister.

1er janvier 1879. — Pansement — pas de pus, mais sérosité assez abondante. — Un nouvel abcès s'est formé au mollet et donne du pus. — T. matin 38°, soir 39°. — Pouls, 100 à 104.

9 janvier. — La plaie du genou ne présente plus trace de suppuration. — Elle tend à se cicatriser profondément. — On enlève le drain.

11 janvier. — Enlèvement des sutures. — La plaie est cicatrisée à sa partie moyenne.

En *mars* la cicatrisation est complète, le malade se lève et marche. — La jambe est raide.

Avril. — Les mouvements commencent à reparaître petit à petit.

OBSERVATION XVIII (Lucas Championnière). *Arthrotomie du genou. — Guérison en 50 jours.*

C. Agathe, 37 ans. — *Arthrite purulente.* Admise à l'hôpital le *15 janvier 1879.* — Pointes de feu. — Ponction qui donne issue à du pus. — Immobilisation. — Pas d'amélioration.

23 avril. — Opération. — Incision de huit centimètres à la partie externe de l'article. — Du pus s'écoule en abondance. — Lavage de la poche avec solution phéniquée forte. — Une ouverture semblable à la première est pratiquée au côté interne. — Drain placé debout dans chaque incision. — Lister. — Bandage compressif avec de l'ouate.

25 avril. Jusqu'à ce jour, les douleurs ont été assez vives, mais la température est revenue à 37°, 37°4. — Pas de suppuration, odeur presque nulle.

26 avril. Le trajet des tubes seul n'est pas réuni. — Ecoulement d'un peu de sérosité à la pression.

29 avril. Malgré des vomissements assez persistants, l'amélioration continue. — Les pansements se font de plus en plus rarement.

27 mai. On électrise les muscles atrophiés.

3 juin. Enlèvement du drain externe, et le 7 son trajet est fermé.

10 juin. On retire le drain externe. — Le 13, son trajet est oblitéré.

13 juin. On imprime, sous le chloroforme, des mouvements au genou.

Après cette opération, il survient un peu de fièvre, de la douleur et de l'œdème de la cuisse. — Tous ces phénomènes disparurent bientôt, et le *25 juillet*, la jambe peut faire des mouvements d'environ 50°.

Exeat le *26 juillet*.

OBSERVATION XIX. (Prof. Saxtorph). — *Arthrite suppurée du genou.* — *Arthrotomie. — Guérison en moins de sept semaines.*

R. G., 21 ans, matelot anglais, fut pris soudainement d'une douleur intense dans le genou droit avec enflure de l'articulation. — A son entrée à l'hôpital, le diagnostic d'Arthrite aiguë était évident. Ponction en dehors de la rotule, qui donne issue à beaucoup de liquide sale et trouble. — Bandage compressif. — Gouttière. — Six jours après, les douleurs étant revenues, on enlève le pansement et on s'aperçoit que l'épanchement s'est reproduit. — Nouvelle ponction.

Sept jours après, l'épanchement et les douleurs se montrent de nouveau.

Opération. — Incision au côté externe. — Un flot de liquide s'échappe de la capsule. Un tube de verre de 6 cent. fut fixé au milieu de la plaie dont les angles ont été réunis par des sutures. — Pansement antiseptique. — Le lendemain, le malade se trouve mieux ; mais comme l'écoulement ne se faisait pas bien, je substituai un autre tube plus long qui allait à travers toute la cavité articulaire jusqu'à la paroi opposée.

Pendant la *première quinzaine,* le pansement fut renouvelé tous les *deux jours.* — Plus tard, le 3e, le 4e, puis enfin le 8e jour. — Peu à peu, la sécrétion diminua, de sorte que chaque fois on pouvait raccourcir le tube. — Il fut enfin supprimé et le malade se leva. — Il n'y avait qu'un peu de raideur. — Sept semaines après l'opération, le malade retourna dans son pays.

OBSERVATION XX. (Prof. Saxtorph). — *Athrotomie pour arthrite purulente du genou. — Guérison en six semaines.*

F. C. Pyarthrose d'origine douteuse. — Il m'est impossible de dire si l'affection a débuté dans la cavité articulaire ou dans les os.

Après l'avoir immobilisée sans succès, je me décide à l'opérer. — Large incision à la face externe de la cuisse, dans la partie la plus élevée de la collection purulente. Une autre également à la face interne au même niveau ; une 3e dans la capsule à côté de la rotule. Il en sort énormément de pus épais, sans odeur. En explorant avec le doigt on se trouve dans une vaste cavité en partie sous-musculaire, en partie intra-capsulaire, contournant le fémur dont pourtant le périoste est intact. — Trois tubes de caoutchouc dans les incisions. — Pansement antiseptique. — Attelle postérieure.

Après la sortie du pus, le malade s'est bien porté. — Pendant la *première* semaine je change le pansement tous les jours, ensuite tous les *quatre ou cinq jours* pendant une *quinzaine*. — Puis j'enlève les tubes un mois après l'incision, leur substituant une mèche en crins de cheval. Le genou est enfermé dans un appareil amidonné.

Quinze jours plus tard, enlèvement de la mèche, la suppuration est tarie ; le malade remue son genou. — Il se trouve si bien dans un nouvel appareil amidonné, qu'il demande et obtient son exeat.

OBSERVATION XXI (2). — (Th. Anger.) — Arthrite suppurée de l'articulation tibio-tarsienne.

François J.., 41 ans. — Fracture de l'extrémité inférieure de la jambe guérie, le 7 février 1879. — Il y a huit jours (21 février), il commence à sentir de violentes douleurs dans l'articulation tibio-tarsienne droite.

Entré le 29 février. — Gonflement de tout le pied. — Fluctuation évidente au côté interne de l'articulation, moins, au côté externe. — Traînées de lymphangite jusqu'à la cuisse.

Opération, 19 mars. — *Incision curviligne* longue de dix à quinze centimètres dans la direction de la gouttière tibiale. — On tombe sur un foyer purulent dont l'évacuation met à nu les tendons fléchisseurs. Incision plus petite au côté externe. On bourre les cavités avec de la charpie imbibée d'alcool.

Du 20 au 23 mars la température oscille entre 38°2 et 39°6. — La suppuration est très abondante, les douleurs violentes. On sent des craquements dans la cavité articulaire. — Les lavages à l'alcool sont extrêmement douloureux.

26 mars. — *Drain dans chaque plaie.* — T. 38°2. — Lavage avec le chlorure de zinc.

27. — Pansement de Lister sans spray. — Les douleurs sont moins fortes.

Jusqu'au 16 avril la température oscille entre 37 et 38°.

Le *16* elle monta à 39°. — On découvre un petit abcès près de la plaie interne. On l'ouvre.

17. — Température 37°4.

Les *24* et *30* avril on ouvre encore deux nouveaux abcès qui s'étaient formés dans les environs de la plaie.

A partir du 2 mai, la suppuration diminue. — L'état s'améliore.

18 juin. — Les plaies sont totalement fermées. — Les mouvements du pied ne sont pas totalement abolis. — Exeat.

De la même année 1879, nous possédons encore un travail du docteur Morgan (1) publié à Londres, et auquel

(1) Dr JOHN MORGAN. — Saint-Georges Hospital Reports. Vol. IX, 1877-1878. — (Londres, 1879.) — On the Opening and drainage of joints.

nous avons déjà emprunté une citation. Il nous fournit aussi une autre observation d'arthrite aiguë du genou, incisée par M. Lister. Nous la reproduisons *in extenso* :

OBSERVATION XXII. — J. C..., homme d'un âge moyen, fut admis au King's College Hospital le 14 mai 1879. — Trois jours auparavant, il avait fait une chute dans laquelle il s'était heurté le genou. Celui-ci était très gonflé, mais non douloureux. — Ponction qui évacue six onces de synovie. Cette opération ne fut suivie d'aucun symptôme fâcheux. — Mais le jour suivant, *16 mai*, la température s'éleva d'une façon inquiétante et le gonflement se reproduisit. M. Lister incisa largement sous le spray phéniqué à la partie externe au-dessus de la rotule. Ecoulement de synovie jaune et glaireuse. On n'ouvrit la séreuse que lorsque tout suintement de sang eut cessé. Environ trois à quatre onces de liquide s'échappèrent. — Drain. — Pansement de Lister.

Deux jours après, la température s'éleva, le genou se tuméfia et devint douloureux. On enlève le tube et on s'aperçoit qu'il est obstrué par des grumeaux. — *Le 19*, mêmes phénomènes. — M. Lister enlève le tube pour la seconde fois; il était encore bouché. On plaça alors un drain plus volumineux. — Tous les symptômes disparurent alors; le patient guérit et quitta l'hôpital avec un genou entièrement sain et mobile.

Le docteur Piéchaud (1), dans la thèse qu'il soutint en 1880, étudie avec les plus grands détails toutes les maladies articulaires dans lesquelles on peut employer l'arthrotomie. Outre les observations d'arthrites purulentes qu'il emprunte à la thèse de Marchandé, nous trouvons les deux suivantes qui lui sont personnelles.

OBSERVATION XXIII. — *Pyarthrose du genou* (service de M. le prof. Broca). *Incision. — Mort.*

Jeune homme de 19 ans atteint d'ostéo-périostite suppurée de l'extrémité inférieure du fémur gauche. Etat général déplorable. Au milieu de *janvier 1878*, l'articulation devint fluctuante et l'état général empira de plus en plus.

M. Broca incisa alors largement l'articulation en dehors et en dedans de la

____

(1) G. PIÉCHAUD. — De la Ponction et de l'Incision dans les maladies articulaires. Thèse de Paris, 1880

rotule. — Drain dans chaque incision. — Il s'écoula par la plaie beaucoup de pus épais. — Amélioration très notable. — Mais les symptômes généraux reprennent peu à peu le dessus ; l'épuisement s'accentue et le malade meurt au commencement de février.

OBSERVATION XXIV. — (Service de **M. de Saint-Germain**).

Blanche X..., 12 ans. — Abcès péri-articulaire du genou droit, ouvert au niveau de la tubérosité antérieure du tibia et pansé avec le Lister. — L'enfant se portait bien, lorsque subitement des phénomènes graves apparurent. Le genou devint douloureux, se tuméfia et présenta tous les caractères de l'arthrite purulente.

Large incision sur le côté de la rotule. — Drain. — Lister. — Au bout de *huit* jours, le Lister fut abandonné pour de simples émollients. — La suppuration diminua et on put bientôt enlever le drain.

Après *deux* mois de traitement, l'enfant quitta l'hôpital, guérie ; l'articulation conserve une partie de ses mouvements.

Nous terminerons notre énumération de l'année 1880 par une observation (1) du docteur Post, chirurgien du Medical College de Beyrouth (Syrie).

OBSERVATION. XXV. — Marianne C.... 17 ans. Ostéite suppurée de l'extrémité inférieure du fémur, nécrose superficielle. — Arthrite suppurée du genou.

Il y a 10 mois apparut un gonflement de la partie inférieure de la cuisse. Il se forma un abcès qui s'ouvrit spontanément à la partie inféro-interne de l'articulation. L'ouverture resta fistuleuse. — L'articulation devint fluctuante et un stylet introduit par les fistules (au nombre de deux) pénétrait dans l'articulation.

On incisa largement au niveau des fistules et on put explorer facilement avec le doigt toutes les surfaces articulaires. On enleva deux séquestres ; puis on introduisit de part en part au travers de l'articulation *deux* drains de 4 pouces de longueur et on fit à plusieurs reprises des injections avec la solution d'acide phénique à 1/20. — Pansement phéniqué.

Les suites de l'opération furent très bénignes et l'écoulement de pus, modéré. L'état général qui était assez misérable s'améliora rapidement sous l'influence des toniques. Elle eut quelque temps après un érysipèle de la jambe, mais sans conséqnences fâcheuses. *6 mois* après la malade quittait l'hôpital avec un genou

(1) Docteur POST. — New-York, *The Medical Record*, juillet 1880, p. 65.

qui pouvait se fléchir jusqu'à un angle de 15°. — Elle boitait légèrement, mais la santé était parfaite.

M. Nicaise publia en 1881 dans les Bulletins de la Société de Chirurgie (1) l'intéressante observation suivante que nous résumons dans ses traits principaux :

OBSERVATION XXVI. — *Arthrotomie du genou.*

C... 28 ans. Ancienne ostéite épiphysaire (1870) de l'extrémité inférieure du fémur droit. Depuis 1875 il marche facilement.

Le *19 octobre* 1880 à la suite de fatigues et d'un refroidissement le genou droit devint douloureux. Temp. élevée. — Pouls fort et fréquent.

Le *24 octobre.* — Le diagnostic d'arthrite purulente s'imposait.

Ponction antiseptique qui ne suffit pas à vider complètement le genou. — Le liquide se reproduit.

27 octobre. — Opération. — Incision de 4 à 5 cent. à la partie supéro-externe de l'articulation. — Lavage de l'articulation avec solution phéniquée au 1/50. — Drain court et un peu gros. — Lister rigoureux. — L'amélioration fut rapide, les douleurs disparurent et la température baissa.

Pansement le *29 octobre* et le *1er novembre.* — Ce jour enlèvement du drain. Le membre fut maintenu dans une gouttière jusqu'au *19 novembre* et à cette époque on commença à faire exécuter quelques mouvements au genou.

29 novembre. Il commençait à marcher et aujourd'hui les mouvements sont libres et normaux.

OBSERVATION XXVII. (Publiée en 1882 par M. le Dr J. Bœckel) (2).

Ernest R..., 2 ans. Arthrite suppurée du genou droit. Ponction avec le Potain, le *9 mars 1879.*

Le *13 mars* le liquide s'est reproduit. Genou volumineux — chaud — fusée jusque vers le milieu de la cuisse. — Nouvelle ponction antiseptique suivie de lavage. — Lister.

Le soir le petit opéré est pris de subdélirium. — T. 39°8.

19 mars. — Arthrotomie. — Précautions antiseptiques. — Deux incisions de trois centimètres de chaque côté de l'article. — Une troisième de quatre centimètres à la jonction du tiers moyen avec le tiers inférieur de la cuisse. — Le

(1) *Bulletins de la Société de Chirurgie,* 1881. T. VII. n. s. p. 306.
(2). Dr J. BŒCKEL. Fragments de Chirurgie antiseptique. Paris, 1882, p. 311.

pus écoulé, je constate avec le doigt que les os sont intacts. Désinfection avec chlorure de zinc (1/10), puis grand lavage avec la solution faible d'ac. phén., — trois bouts de tubes sont insérés dans les plaies. Pas de sutures. — Pansement antiseptique. — Attelle postérieure.

Dès le deuxième jour l'état général s'était amélioré.

Pansement tous les deux jours, le petit opéré ne le laissant pas en place. — Il ne survint pas de suppuration.

Dès le *10e jour*, on retira les trois drains et on supprima le Lister pour le remplacer par un pansement avec du coton salicylé.

Le *30* (*11e jour*), on renvoya le petit malade qui ne fut plus pansé que deux fois, le *2* et le *6* avril.

Le *8 avril*. — La cicatrisation était définitive, les mouvements parfaitement conservés. — Le petit courait dans la chambre, rien ne pouvait faire soupçonner qu'il avait subi une opération de cette nature.

OBSERVATION XXVIII. — (M. J. Bœckel), *Arthrite suppurée du genou. — Arthrotomie totale. — Guérison.*

J. R., tonnelier. — Plaie pénétrante du genou. — Pansement phéniqué.

22 novembre. — État général grave; épistaxis. Ictère de la face. — Subdélirium. — T. matin, 38°3, soir 39°5. — Dilatation de la plaie pour permettre l'introduction d'un drain.

Le *23*. — On constate de la fluctuation au côté interne du genou. — T. matin, 38°9, soir 39°4.

Je pratique sur les parties latérales de la jointure deux incisions de quatre centimètres et je draine le genou. — Malgré ces précautions, la température reste élevée, l'état général est de plus en plus mauvais. La question de l'amputation est agitée. Avant d'en venir là, je me propose de tenter le lendemain un dernier effort.

Le *27*, je pratique l'*Arthrotomie totale :*

Profitant des plaies existantes, je taille en dessous de la rotule un vaste lambeau à concavité supérieure, comprenant cet os dans son épaisseur, et le rabats sur la cuisse. — Deux artérioles sont blessées et liées. — Écoulement d'un pus sanieux, fétide, mélangé à des débris aponévrotiques en voie de nécrose. Je poursuis la dissection jusqu'au-dessus des condyles fémoreux de façon à mettre bien à nu le cul-de-sac sous-tricipital. — Désinfection énergique avec une solution au 1/10 de chlorure de zinc. Tampon de mousseline placé dans la plaie pour la maintenir béante. — Appareil plâtré. — Deux pansements par jour. Le soir même la température qui était à 39°3, tombe à 38°6.

28. — L'état général et l'état local sont plus satisfaisants. — T. matin 38°1. — T. soir 39°1.

1er décembre. — T. matin, 37°9. — T. soir 38°,6. Le fémur se recouvre de bourgeons, la suppuration est abondante et de bonne nature.

4. — On supprime le tampon de mousseline et on place un drain de part en part.

10. — La suppuration est minime. — Un seul pansement quotidien à partir de ce jour avec coton salicylé. — État général excellent.

25. — On remplace le drain par un fil de soie.

Ce fil est retiré le 10 janvier.

1er février. — Cicatrisation définitive. — Il quitte l'hôpital le 6 février muni d'un appareil plâtré. — Ankylose fibreuse empêchant tout mouvement. — La guérison s'est maintenue depuis lors.

Suit un cas d'arthrite suppurée du coude, publié en 1882 par le docteur Godlee, de New-York (1).

OBSERVATION XXIX. — Esther V..., 18 mois. — Le 29 janvier 1882, la mère de l'enfant remarqua un gonflement léger à la partie antérieure du coude droit. L'enfant criait quand on le touchait à cet endroit. — Le coude actuellement présente un gonflement diffus et en dehors de l'olécrâne on perçoit une sensation assez obscure de fluctuation. — Appareil plâtré. — A ce moment le diagnostic était assez incertain, mais quelques jours après la fluctuation devint évidente. — Température 38°.

4 février 1882. — *Arthrotomie antiseptique.* — Une incision en dehors et en dedans de l'olécrâne. — Issue d'une demi-once de pus. On pénétrait directement dans la jointure. Les os et les cartilages articulaires étaient en bon état. — On plaça *trois drains.* — Pansement antiseptique.

5 février. — Pansement. T. m. 37°3. T. s. 37°5. Urines noirâtres.

7 février. — Pansement. — L'enfant transpire abondamment.

10. — La température continue à se maintenir un peu au-dessous de la normale. Etat local satisfaisant, peu de suppuration.

14. — Enlèvement du drain externe.

21. — L'incision externe est cicatrisée.

28. — Enlèvement du drain interne. — Plaie guérie le *10* mars.

3 mars. — On substitua le lint borique au pansement phénique.

18 mars. — Suppression de tout pansement.

L'extension ne se fait pas complètement. — La pronation et la supination sont normales.

(1) New-York. *The Medical Record,* 1882. — T. II, p. 346.

Remarque. — A partir du 4 mars, on imprima des mouvements tous les matins à l'articulation.

Il nous reste, pour terminer cette longue énumération, à rapporter l'observation qui nous a inspiré ce travail. Elle est tirée du service de M. le professeur agrégé Th. Weiss, qui l'a publiée il y a quelque temps dans ses *Mélanges de Clinique chirurgicale* (1).

Observation XXX. — Wagner, 30 ans, entre à l'hôpital Saint-Léon le *12 octobre 1882.* — Six semaines auparavant, plaie pénétrante du genou droit. — Pas de traitement. — Vers la mi-septembre, se croyant guéri, il commence à se lever et à marcher. — La cicatrice se rouvre. — Le genou devient douloureux. — La fièvre se déclare et le malade entre à l'hôpital.

On constate que l'articulation est largement ouverte et qu'elle est le siége d'une arthrite suppurée. Température 40°. — L'état général, sans être absolument grave, ne laisse pas que d'être sérieux, et des accidents sont probables.

14 octobre, — Arthrotomie. — Précautions antiseptiques. — Incision de *huit* à *dix* centimètres partant de la fistule et débridant largement tout le cul-de-sac latéral externe de la synoviale.

L'hémorrhagie est peu considérable et facile à arrêter.

Lavage minutieux de la synoviale avec des éponges montées et trempées dans la solution d'acide phénique à 1/20. — Injections d'acide phénique.

3 points de suture. — Gros drain à chacun des angles de la plaie. Attelle à pédale d'Eugène Bœckel. — Lister.

Dans la journée le malade accuse une amélioration notable.

15 octobre. — Nuit agitée. — Pansement. — Les tubes sont raccourcis de un centimètre. — La fièvre est moindre que la veille.

16 octobre. — Les douleurs persistant, nouveau pansement. Le précédent ne renfermait que peu de pus. — Raccourcissement des tubes.

17 octobre. — Pansement. — La suppuration persiste et la pression sur le cul-de-sac supérieur fait refluer du liquide.

18 octobre. — Même état. — Ablation du drain inférieur.

19 octobre. — La suppuration augmentant, M. Weiss pratique deux nouvelles incisions, l'une au côté interne du genou, l'autre au niveau du cul-de-sac supérieur. Pas de sutures. — 2 drains. — Lister.

(1) *Mélanges de Clinique chirurgicale*, par M. le docteur Th. Weiss. — Paris, 1883, page 144.

20 octobre. — Amélioration notable dans l'état local et général.

23 octobre. — Ablation des drains — peu de pus.

Le pansement est renouvelé tous les deux jours, puis tous les quatre jours dans toute la *première quinzaine* de novembre. — Pendant la *seconde quinzaine* le malade prend de la fièvre, douleurs dans le genou et, le *8 décembre,* on découvre dans le creux poplité un abcès que l'on ouvre à la partie externe de la région. — Quelques jours après nouvel abcès à la partie supéro-interne.

A partir de ce moment, la guérison n'est plus entravée par aucun accident. Quinze jours après, les incisions étaient cicatrisées.

En janvier on applique un appareil plâtré. — A cette époque, la guérison est obtenue, mais au prix d'une ankylose complète.

A la suite de ces cas dont nous avons tenu à signaler les détails principaux, nous croyons utile de rapporter les 7 suivants, tous inédits, que M. le Dr Eugène Bœckel a bien voulu nous communiquer. Ils sont tirés de ses notes statistiques.

Les observations n'ont pu être retrouvées et nous n'avons par conséquent que des indications très sommaires. Cependant tels qu'elles sont et venant après des observations complètes, elles ont une valeur presque aussi considérable. La manière de faire et le système de pansement de M. E. Bœckel étant connus.

OBSERVATION. — XXXII. — *23 juin 1877.* — Rostan Jean, 7 ans. — Arthrite suppurée du coude droit. — Drainage de l'articulation. — Guérison. — En même temps l'enfant avait une arthrite fongueuse du genou traitée par des appareils. Plus tard il fut réséqué du genou par M. E. Bœckel.

OBSERVATION XXXIII. — *15 mars 1878.* — Weiss Emilie, 6 ans. — Arthrite suppurée du genou. — Incision semi-lunaire comme pour la résection. — Section des ligaments. — Appareil ouaté.

Le 24 mars. — Amputation de cuisse. — Guérison.

OBSERVATION XXXIV. — *3 juin 1879.* — Müller Guillaume, 32 ans. — Arthrite suppurée du coude. — Température à 40°. — Incisions. — La fièvre tombe d'abord puis elle remonte. — Résection le 14 juin. — Guérison.

OBSERVATION XXXV. — *24 mars 1880.* — Mossmann, Marie, 12 ans. —

Ostéo périostite phlegmoneuse du fémur, suraiguë. Drainage, du pli de l'aine au creux poplité.

Le 10 avril on constate du pus dans le genou. — Incisions. — Mort le lendemain.

OBSERVATION XXXVI. — *16 octobre 1880.* — Charles Narth, 15 mois. — Arthrite suppurée du genou droit. — Le *9 octobre,* ponction et lavage phéniqué. Le *16.* — Quatre incisions. — Drains pendant deux jours. — Pansement ouaté antiseptique. — L'enfant est traité consultativement. — Guérison en *dix jours.* — Conservation des mouvements.

OBSERVATION XXXVII. — *3 janvier 1881.* — Klein Chrétien, 26 ans. — Arthrite suppurée du poignet gauche. — Incisions. — Drainage. — Guérison des plaies le 21 janvier.

OBSERVATION XXXVIII. — *23 mai 1881.* — Gérard Charles, 24 ans, charpentier. — Coup de hache dans le genou. — Arthrite purulente. — Incisions. — Drainage. — Plusieurs contre-ouvertures. — Guérison avec mouvements limités.

Telles sont les observations que nous avons pu recueillir,

Nous possédons encore des indications bibliographiques, malheureusement et malgré toute notre bonne volonté, nous n'avons pu nous procurer les publications dans lesquelles ces cas étaient relatés. Que l'on nous permette cependant de les signaler. D'autres seront peut-être plus heureux que nous dans leurs recherches et pourront un jour, guidés par ces notes, compléter le travail que nous avons entrepris.

1° MORTON. — Suppuration aiguë du genou. — Drainage. — Lister. — Guérison avec conservation des mouvements. *Medical Presse. London 1880.* — *n. s. XXIX* — 4.

2° WEINLECHNER. — Inflammation des deux genoux. — Injections répétées de teinture d'iode. — Trois mois plus tard drainage du genou droit. — Mort après soixante et onze jours. — *Medic. chirurg. Centrallblatt. Wien, 1880, XV, 627.*

3° WEINLECHNER. — Deux cas de drainage pour pyarthrose du genou. — Une guérison et une mort par pyohémie. — *Med. chirur. Centrallblatt. Wien, 1881, 339.*

4º Wilson. — Arthrite aiguë du genou. — *Medical Times and Gazette.* London, *1881, 682.*

5º Bouilly. — Arthrite suppurée du genou. — *Thérapeutique contemporaine.* Paris, *1882, 545.*

Au moment de mettre sous presse, M. Weiss nous communique de la part de M. le Dr Eug. Bœcker l'observation suivante d'Arthrotomie pour arthrite suppurée du genou. Nous nous contenterons de l'insérer à titre de document :

Pfeil Catherine, 44 ans, a été traitée une première fois par M. le Dr Jules Bœckel, en 1881, pour une hydarthrose du genou par la ponction et le lavage phéniqué. Guérison. — La malade travaille pendant un an. Puis le genou recommence à enfler et elle rentre en *octobre 1883* à l'hôpital. Cette fois-ci l'épanchement est purulent.

Quatre incisions le 10 octobre, dans le genou, drainage, lavage phéniqué ; un demi-litre de pus crémeux, inodore.

Peu de suppuration consécutive. Les deux tubes inférieurs sont supprimés le troisième jour ; les supérieurs le 20 octobre. Tout annonce une guérison prochaine.

ARTHRITES CHRONIQUES

HYDÁRTHROSES

Ouvrir une articulation comme le genou dans le but de guérir une affection telle que l'hydarthrose est une opération qui, au premier abord, peut paraître assez téméraire : aussi beaucoup de chirurgiens, même des plus entreprenants, la considèrent-ils comme une ressource ultime. Outre les procédés habituels, journellement employés, tels que révulsifs de différentes natures, cautérisation, etc., que l'on doit toujours essayer dès le début, mais qui, malheureusement, ne réussissent pas toujours à faire disparaître l'épanchement, et qui, de plus, ont l'inconvénient de nécessiter un traitement prolongé et une immobilisation toujours fâcheuse, nous possédons un moyen qui, entre les mains de nombreux chirurgiens, a donné des résultats on ne peut plus satisfaisants : nous voulons parler de la ponction (1) antiseptique, qu'on la fasse

(1) HUETER. — *Deutsche Zeitschrift für Chirurgie.* T. V, nº 1, nov. 1874.
FRIEDRICH RINNE. — *Ponction antiseptique des articulations. Centrallblatt für Chirurgie.* 1877, nᵒˢ 49 et 50.
PIÉCHAUD. — Loc. cit.
BOINET. — Traité d'iodothérapie.

suivre ou non du lavage intra-articulaire à l'acide phénique préconisé par Schede (de Hambourg). Nous ne voulons pas nous étendre sur cette question qui nous sortirait de notre sujet, mais disons seulement que d'après tous les chirurgiens qui ont pratiqué cette opération, elle donne des succès remarquables.

M. J. Bœckel, sur un total de vingt opérés, a vu chaque fois survenir la guérison, sans récidive, et M. Saxtorph (1) m'écrit :

« Depuis 1869 j'ai adopté cette méthode pour le genou dans presque tous les cas que j'ai reçus dans mes salles, j'en ai fait peut-être une centaine, aussi je ne les compte plus ; mais, ajoute-t-il, s'il se fait plusieurs récidives, je n'hésite pas à ouvrir l'articulation avec le bistouri. »

Pour notre propre compte, nous l'avons vu exécuter à l'hôpital de Strasbourg, et le résultat favorable a été obtenu aussi rapidement que possible, sans qu'il en résultât rien de fâcheux pour le malade.

Quant à la ponction suivie de l'injection iodée, que Schede lui-même réserve pour les cas où le lavage à l'acide phénique aura été sans effet, elle a donné des succès, mais souvent aussi est restée sans résultat, tout aussi bien que la précédente ; bien plus dans maintes circonstances il est survenu des accidents inflammatoires redoutables. Aussi était-il tout à fait naturel et logique que des chirurgiens tels que Lister, Lucas Championnière, Volkmann, etc., convaincus qu'ils étaient de la puissance des pansements antiseptiques, n'aient pas hésité à ouvrir un genou hydro-

---

(1) Nous adressons ici à M. le professeur Saxtorph nos plus sincères remerciements pour l'obligeance avec laquelle il a bien voulu nous faire part de ses opinions au sujet de l'Arthrotomie antiseptique.

pique dans les ças où les moyens précédents ne réussis-
saient pas.

Certains de pouvoir éviter les conséquences funestes qui
suivaient autrefois l'ouverture d'une articulation, ils ont
vu dans l'arthrotomie un moyen sûr, permettant d'obtenir
la guérison dans un temps très court et sans danger pour
le patient, mais à la condition expresse de suivre rigoureusement les règles de la méthode antiseptique, la moindre
négligence pouvant rapidement mettre les jours de l'opéré
en danger.

Nous ne possédons que quelques observations et elles
semblent favorables à la méthode. Nous les rapportons
dans tous leurs détails essentiels.

OBSERVATION I (1). — *Hydarthrose du coude* (Volkmann).

Homme de 45 ans. — L'articulation du coude gauche renferme un épanchement énorme. L'appareil ligamenteux était à ce point distendu que l'on pouvait
imprimer à l'articulation des mouvements d'abduction et d'adduction. Le bras
était devenu impuissant et inutile. Des ponctions répétées, suivies du lavage de
l'articulation avec une solution d'acide phénique à 5 %0 et d'injection de 30 gr.
de teinture d'iode, ne me donnèrent aucun résultat. Lorsque le malade recom-
mençait à se servir de son membre, l'épanchement se reproduisait, et il était
impossible d'obtenir une diminution de la mobilité anormale. A la longue, ces
moyens auraient peut-être amené un résultat plus favorable, mais je résolus de
recourir à un procédé plus expéditif, c'est-à-dire à l'incision et au drainage.

22 septembre 1876. Incision de chaque côté de l'olécrâne. — Deux drains. —
Pansement antiseptique. — Le membre fut immobilisé en supination avec l'attelle de Volkmann.

Pas de réaction locale. — Fièvre modérée. — La sécrétion séreuse fut très
abondante dans les premiers temps, de sorte que les drains ne purent être enlevés que 14 jours après l'incision. La mobilité anormale disparut bientôt et les
mouvements physiologiques atteignaient presque leurs limites ordinaires.

(1) RANKE. — Des résultats obtenus, ces dernières années, dans le traitement
des maladies articulaires à la clinique de Halle.
Berliner Klinische Wochenschrift. 1877, n° 15.

OBSERVATION II. — *Hydarthrose du poignet (Hydrops fibrinosus)*.

H..., 19 ans. Maladie datant de quatre mois.

La capsule est énormément distendue. — Les ligaments allongés, les fonctions de la main complètement impossibles.

20 août 1876. L'articulation fut largement ouverte par *deux* incisions latérales d'environ 4 cent. chacune ; il s'en écoula un liquide visqueux renfermant une quantité extraordinaire de ces concrétions bien connues : plates dans le cas particulier, et du volume d'une lentille. — Lavage avec solution phéniquée à 5 %. — Drain dans chaque incision. — Pansement antiseptique. — Il n'y eut dans la suite aucune réaction, aucune fièvre, aucun trouble de l'état général, l'articulation ne fut jamais douloureuse à la pression.

Au *5e jour*, les tubes furent enlevés. — Au *10e* jour, le pansement de Lister put être mis de côté.

A la fin de l'année, le malade se présente à la clinique : l'articulation avait des contours normaux et ne contenait pas le moindre épanchement.

Les mouvements passifs atteignaient absolument leurs limites normales. — Les mouvements actifs n'étaient pas aussi complets.

REMARQUE. Ranke considère ce cas comme étant, à sa connaissance, le premier exemple d'hydarthrose du poignet à grains riziformes, publié.

OBSERVATION III. (1) *Hydarthrose du genou* (Prof. Panas). Guérison en 60 jours.

C... 31 ans. — Non rhumatisant. — Traumatisme en avril 1877. — En octobre nouvel accident. — Traitement sans résultat. La capsule est très distendue, surtout au niveau du cul-de-sac supérieur. Flexion très limitée.

24 novembre 1877. Incision longitudinale de 6 cent. au côté interne. Écoulement de synovie mélangée de pseudo-membranes. — On constate l'existence de replis synoviaux hypertrophiés et très durs. — Lavage avec acide phénique à 1/40. — Drain de 15 cent. — Suture de la plaie par 4 fils métalliques.

Du *25 au 30 novembre* température entre 37º et 38º5.

Le *30 novembre*, le malade a souffert, ce qui s'explique par l'accumulation de synovie dans le cul-de-sac externe de la séreuse.

On y pratique une ouverture de *2 cent.* et on y place un deuxième drain. — Nouveau lavage. — Dès le lendemain la température tombe à 37º et même à 36º5 pour ne plus se relever, jusqu'à la fin de la guérison, que pendant 3 jours *(du 11 au 13 décembre)*, parce qu'on avait raccourci trop tôt les drains.

(1). Thèse de Piéchaud. Loc. cit.

10 janvier 1878. — On supprime le drain externe.

Le *17 janvier.* — Le drain interne. — 3 jours après tout était cicatrisé et le 25 le malade quittait le lit. — Le genou droit a identiquement la même forme et le même volume que le gauche, sain.

La mobilité du genou et celle de la rotule sont absolues. La marche est parfaite.

Pendant toute la durée du traitement le membre a été placé sur un simple coussin, sans emploi d'aucun autre moyen d'immobilisation.

OBSERVATION IV. — *Hydarthrose du genou.* (Poinsot, de Bordeaux).

G... J. 35 ans. — Hydarthrose datant d'une dizaine de mois traitée par les moyens habituels sans succès. Ponction aspiratrice. — 15 jours plus. tard le liquide était reproduit. — Le genou est tuméfié et douloureux. — Les extrémités osseuses participent au gonflement. — Antécédents scrofuleux très nets.

6 septembre 1879. — Arthrotomie. — Précautions antiseptiques. — Incision de 8 cent. de chaque côté de la rotule. La synoviale est dure, altérée, les rebords des condyles fémoraux sont recouverts d'ostéophytes.

Hémorrhagie des plaies cutanées. 8 à 10 ligat, au catgut. — Lavage de l'articulation. — Contre-ouverture dans le creux poplité, par laquelle on passe un drain en crins de cheval.

Drainage de la partie supérieure à droite et à gauche, puis suture à points passés. Lister. — Gouttière.

Le soir le malade n'accuse aucune douleur.

Le 7. — Pansement, un peu de gonflement à la partie interne ; un peu de douleur. M. Poinsot fait sauter une ligature. Il s'écoule un peu de sang ; par les drains il ne s'écoule que de la sérosité.

Le *8.* — Pansement, on retire quelques crins. — Le malade ne souffre pas. Jusqu'au 13 septembre la température reste normale, état général excellent. Le *13.* — Dans la soirée, T. 40°. P. 120°.

Le *14.* — On défait le pansement et on constate que l'état local est le même, pour plusieurs raisons justifiées, on admet un accès de fièvre intermittente. Sulfate de quinine 1 gramme.

Le *16.* — On remarque sur un point de la plaie externe un petit enduit pultacé. — Le soir, T. 39°.

Le *24.* — On imprime des mouvements à la jambe. — Le malade se lève un instant.

Le *6 octobre.* — L'articulation est devenue un peu volumineuse. M. Lannelongue exprime la crainte de voir évoluer une tumeur blanche.

Le *9.* — Œdème du membre. — Liquide dans l'articulation. — Température élevée.

Le *11.* — L'articulation s'ouvre par la plaie externe. — Il s'écoule beaucoup de pus grumeleux et de sérosité.

Le *17.* — Appareil silicaté parfaitement supporté. — Le malade se lève et marche.

OBSERVATION V. — *Hydarthrose du genou.* — (Professeur Saxtorph).

V..., 46 ans. — L'année passée, attaque de rhumatisme aigu. — Il sortit de l'hôpital, guéri, mais peu à peu les douleurs sont revenues et se sont fixées dans les deux genoux.

Au droit, il n'y a maintenant qu'une tuméfaction insignifiante, mais le gauche est très volumineux. — Presque tous les mouvements actifs sont impossibles.

Ponction. — Il sortit du sang pur. — Bandage amidonné. — L'épanchement se reproduit. — Nouvelle ponction, sans résultat. — Troisième ponction, sans résultat.

Arthrotomie. — Iucision des parties molles couche par couche, il sort de la capsule un liquide très sanguinolent sans caillots. — Gros drain. — Irrigations avec eau phéniquée. — Pansement phéniqué entouré d'une bande amidonnée.

Dix jours après. — Première levée du pansement. — Il n'en sort qu'une minime quantité de liquide par le tube, pas d'épanchement, pas de rougeur. — On renouvelle ensuite le pansement à peu près tous les *trois jours* pendant *quinze jours.*

Le *vingt-troisième jour* on ôte le tube et on applique une bande amidonnée qu'il garde *trois semaines,* puis le malade se lève et marche.

L'épanchement n'a pas reparu. — Mais il reste encore de la mobilité latérale, — Genouillère de cuir. — Exeat.

Nous pourrions rapporter ici deux observations de corps étrangers articulaires compliqués d'épanchement. L'une est de M. Lucas Championnière (1), le liquide était peu abondant. La deuxième de M. Heurtaux (2). Ici le genou était très distendu.

Le premier opéré fut complètement guéri en 17 jours. Le second en 16 jours, tous deux en conservant une articulation mobile.

(1) *Journal de médecine et de chirurgie,* 1881. T. 7, page 164.
(2) *Bulletin de la Société de chirurgie,* 1877, p. 556.

Ces cas prouvent encore péremptoirement l'innocuité et l'utilité de l'arthrotomie antiseptique, mais comme l'opération a été faite en vue de l'extraction des corps étrangers nous préférons les passer sous silence, et nous en tenir à l'hydarthrose simple.

OBSERVATION VI (1). — *Hydarthrose rebelle des deux genoux* (Nicaise).

Les deux genoux étaient considérablement distendus et l'épanchement avait résisté à tous les moyens de traitement mis en usage.

10 juin 1881. — Incision sur l'un des genoux, au-dessus et en dedans de la rotule. — Injection d'acide phénique à 1/40. Drain enfoncé de deux centimètres dans l'articulation. — Un point de suture. — Lister.

12 juin. — Premier pansement. — Ablation du point de suture, drain raccourci et replacé.

14 juin. — Deuxième pansement. — Ablation du drain.

17 juin. — Troisième pansement. — La plaie est cicatrisée, le genou est complètement mobile.

18 octobre. — *Même opération* sur l'autre genou, drain — pas de suture.

20 octobre. — Premier pansement. — Raccourcissement du drain.

22 octobre. — Deuxième pansement. — Ablation du drain.

28 octobre. — Troisième pansement. — Guérison complète.

OBSERVATION VII (2). — Hydarthrose rebelle du genou, datant de 7 ans. — Malade jeune, en bonne santé. — Incision de l'articulation — évacuation du liquide synovial agglutiné. — Lavage avec acide phénique à 5 0/0. — Drain.

Le lendemain, nouveau lavage de la plaie. — Il s'est formé un petit abcès localisé près du tube à drainage.

Actuellement l'articulation a la même mobilité que l'autre genou.

OBSERVATION VIII (3). — *Hydarthrose du genou* (Lintpeitner).

X...., 20 ans. — Hydarthrose du genou gauche, datant de quinze semaines. On essaya sans succès tous les moyens habituels.

20 décembre 1875. — Arthrotomie antiseptique.

(1) NICAISE. — *Bulletin de la Société de chirurgie,* 1880. — T. VII, p. 829.
(2) MAC-CORMAC, *Manuel de Chirurgie antiseptique.* — 1882. — Page 23.
(3) In SCRIBA. Loc. cit.

20 janvier 1876. — Le genou est guéri dans d'excellentes conditions.
21 février. — Exeat.

A côté de ces cas d'hydarthroses rebelles nous pouvons légitimement placer les cas d'épanchement sanguin intra-articulaire, de cause traumatique, en général.

En général, le sang se résorbe lentement, et comme, plus encore peut-être que les affections que nous venons de passer en revue, l'hémarthrose s'observe surtout dans la pratique hospitalière, on comprend facilement tous les inconvénients qui peuvent en résulter pour le patient : immobilisation prolongée indéfiniment, séjour interminable, et toujours fâcheux, dans une salle de malades, etc. Sans compter l'atrophie du membre et l'ankylose qui se rencontre si souvent à la suite de ces cas, et qui constitue pour un artisan une infirmité grave. — Aussi, depuis plusieurs années (1866) certains chirurgiens avaient-ils préconisé la ponction pour évacuer le sang (1). Ce procédé a donné de bons résultats, surtout depuis l'emploi des pansements antiseptiques. Malheureusement il arrive assez fréquemment que des caillots se sont formés, qui remplissent la capsule et rendent inefficace toute tentative de ce genre. Tel, par exemple, le cas rapporté par M. Nicaise (2) à la Société de chirurgie, et dans lequel on trouva à l'autopsie, chez un homme en traitement depuis dix-huit mois, la synoviale distendue par un caillot volumineux. — Dans ces circonstances, si au bout d'un certain temps l'épanchement paraît rester stationnaire, nous croyons que l'ouverture large de l'articulation suivie du lavage de la

(1) Voir Thèse de Piéchaud.
(2) *Société de Chirurgie*, novembre 1876. Communication orale.

cavité pour la débarrasser de tout élément étranger, est parfaitement indiquée. Mais ici nous ne pouvons raisonner que par analogie, car les observations nous manquent. Le cas qui suit s'est terminé par la mort de l'opéré, et nous n'avons pu nulle part nous procurer d'autres faits.

Si nous le rapportons avec détails c'est surtout à cause de l'intérêt tout particulier qn'il présente, au point de vue de la cause de l'issue fatale.

OBSERVATION IX (1). — *Hémarthrose traumatique du genou chez un hémophyle. — Incision antiseptique et drainage. — Mort par hémorrhagie. (Zielewicz, de Posen.)*

V. B..., 11 ans, enfant anémique. — Affection du genou droit datant probablement de quatre semaines. A cette époque il fit une chute à bas d'un carrousel, puis quelque temps après une seconde dans l'escalier de l'école. — Genou volumineux. — Rien ne peut faire supposer une lésion osseuse. — Une ponction donne issue à du sang clair et fluide. — Appareil plâtré.

Le *19 juin 1880* on enlève cet appareil, il survint alors des douleurs si violentes que l'enfant se roulait dans son lit. — Langue sèche. — Température soir 37°7. La situation reste dans cet état jusqu'au 21 juin. — Le genou est à peu près aussi volumineux qu'au début. Agitation extrême. Température 38°3.

21 juin. — Opération. — Précautions antiseptiques. — Incision de chaque côté de la rotule vers la partie la plus déclive. — Irruption de sang. — Tamponnement avec des éponges trempées dans une solution d'acétate d'alumine. Comme le genou était toujours presque aussi gonflé, j'introduisis l'index et je constatais la présence de caillots adhérant assez solidement à la capsule. — Je fis alors une *troisième incision* au niveau du cul-de-sac sous-tricipital pour permettre de le débarrasser des caillots qui le remplissaient.

Drains dans les incisions latérales et dans l'incision antérieure. Irrigations avec solution d'acétate d'alumine.

L'écoulement sanguin était réduit à un léger suintement. — Pansement compressif.

Deux heures après l'opération on trouve l'opéré baignant littéralement dans son sang. — Collapsus considérable. — Compression de la fémorale. — Nouveau pansement.

(1) *Centralblatt für Chirurgie*, 1880, page 243.

A *cinq heures* du soir, le collapsus est aussi intense. — Le pansement est à peu près complètement imprégné de sang.

Malgré l'administration de toniques de toute nature, l'enfant s'affaissa de plus en plus, et mourut à six heures du matin (*vingt heures* après l'opération).

L'autopsie ne fit absolument rien découvrir qui pût expliquer cette hémorrhagie. Il s'agissait d'une hemarthrose simple.

Zielewicz ne savait à quoi attribuer cette hémorrhagie mortelle, quand des renseignements fournis par la mère firent porter le diagnostic d'hémophylie.

Dans ce cas, comme on peut s'en convaincre, l'arthrotomie était absolument justifiée par l'état local. La simple ponction n'eût servi à rien, comme du reste l'expérience l'a prouvé. La présence évidente de caillots a engagé le chirurgien à inciser pour leur donner une libre issue.

Quant à ce qui est arrivé, nul ne pouvait le prévoir. La persistance de l'épanchement pendant quatre semaines, sa reproduction après la ponction auraient peut-être pu donner l'éveil ; « mais, dit Zielewicz, qui de nous, à chaque opération, pense à cette terrible éventualité, l'hémophylie ? » Il est vrai que l'on pourrait lui objecter que s'il avait interrogé la mère avant l'opération, au lieu de prendre ses renseignements après l'autopsie, il eut été très probablement amené à ne pas opérer (l'enfant, à la suite d'une extraction de dent, avait saigné pendant six semaines), ou tout au moins eût encore persisté dans le traitement antérieur pendant un certain temps, pour relever les forces du malade qui était en assez mauvais état, et lui permettre d'agir plus tard avec des chances de succès plus sérieuses.

Quoi qu'il en soit de la façon d'envisager ce fait, il en résulte toujours ceci (question d'hémophylie à part), c'est que dans certains cas tous les moyens, y compris la ponction, seront impuissants à guérir une hémarthrose. L'incision large seule, faite suivant les règles de la méthode antiseptique, permettra de débarrasser complètement la synoviale des caillots qui l'encombrent et qui par leur présence ajournent indéfiniment la guérison.

ARTHRITES FONGUEUSES

Comme nous l'avons déjà indiqué au début de ce travail, nous avons jugé opportun d'élargir dans des limites très étendues le sens du mot *arthrotomie,* et nous en avons donné succinctement les motifs. Pour bien faire saisir les différentes phases par lesquelles a passé cette question et légitimer notre détermination, nous allons, dussions-nous nous répéter, entrer encore dans quelques détails.

Appliquée au traitement des arthrites chroniques, l'Artrotomie, dans le sens rigoureux du mot, est une opération qui ne peut réussir et ne réussit en effet que dans des cas particuliers bien définis. C'est quand il y a suppuration. L'on se trouve en effet, en pareille circonstance, en présence d'une arthrite aiguë entée sur une arthrite chronique dont l'importance primitive se trouve reléguée au second plan. C'est le pus qui va produire tous les dégâts par son contact prolongé avec des tissus plus ou moins altérés qui ne demandent qu'à le seconder dans son œuvre de destruction : c'est lui qui, en s'accumulant dans la synoviale, finira par la rompre ; il s'épanchera au dehors, fusera au loin dans les interstices musculaires, trouera la peau et créera ces fistules dont la durée interminable épuise le malade et désespère le médecin. Voilà l'ennemi, c'est à lui qu'il faut s'attaquer.

L'incision faite alors suivant toutes les règles de la

Méthode antiseptique pourra peut-être l'empêcher de commencer sa marche envahissante en lui procurant une issue plus commode, et si l'on intervient trop tard et que le mal soit déjà fait en partie, on aura toujours au moins l'espoir d'empêcher de nouveaux délabrements et d'enrayer les accidents.

Ici l'intervention est donc logique.. Mais dans les cas d'Arthrites fongueuses non suppurées, que pourrait-on obtenir avec l'incision simple et le drainage ? Est-ce la suppuration des fongosités ? A notre avis le remède ne serait pas très heureux. Ou bien espérerait-on en provoquant une irritation traumatique ranimer la vitalité si pauvre de ces produits morbides et favoriser leur organisation en tissu fibreux ? Le moyen ne serait pas mauvais, mais comment graduer cette irritation ? Comment sera-t-on *sûr* qu'elle ne dépassera pas le but ? Du reste nous possédons des moyens plus simples, moins effrayants pour le malade, que l'Arthrotomie : la cautérisation interstitielle, les injections intra-articulaires, etc., pourront faire arriver au même but par une voie plus directe, et tout au moins aussi sûre, si ce n'est plus.

Cela est si vrai, que les rares chirurgiens qui ont incisé simplement une synoviale fongueuse, n'ont pas manqué en même temps de faire agir sur elle un modificateur quelconque. Telle, par exemple, l'observation VII, où M. Rivington employa le chlorure de zinc qui joint à son pouvoir antiseptique une action caustique évidente, et que l'on emploie encore journellement comme adjuvant, à la suite des opérations dont nous allons parler. — Nous ne nous arrêterons donc pas à ce moyen, et nous ne citerons que ce cas, sans y attacher plus d'importance qu'il ne convient.

L'incision antiseptique ne pouvant donner les résultats que l'on cherchait, il fallait aller plus loin. Alors naissent presque simultanément plusieurs méthodes, basées sur l'anatomie pathologique de l'arthrite fongueuse. Pour les uns (Létiévant), la synoviale seule est le point de départ du bourgeonnement ; l'altération des os et des cartilages n'est que secondaire et due précisément à leur envahissement par le fongus. — Pour les autres (Volkmann, École allemande), c'est tout le contraire, l'os est primitivement atteint, il se développe dans son épaisseur des foyers, le plus souvent tuberculeux, et ce n'est que plus tard que la séreuse entre en dégénérescence.

Ces deux doctrines, si absolument contraires, ont conduit à une thérapeutique identique. Il fallait supprimer le point de part de l'affection, et pour cela Létiévant enlève les fongosités, au besoin même il gratte les surfaces osseuses pour peu qu'elles soient légèrement cariées. — Les chirurgiens allemands et les partisans de leurs doctrines s'attaquent aux foyers osseux, causes du mal. Seulement, comme ils n'opèrent en général que quand la synoviale est déjà atteinte, ils sont bien obligés, pour arriver sur l'os, de le débarrasser des fongosités qui le recouvrent ; de sorte qu'en définitive, ils enlèvent tout, os et bourgeons.

Cette dernière méthode conduit forcément le chirurgien à supprimer des portions osseuses souvent considérables ; à faire de véritables résections partielles, mais rien que des résections de parties malades ; l'os sain est toujours respecté autant que faire se peut. L'opération n'est donc pas comparable à la résection ordinaire qui supprime l'articulation et fait du traumatisme une fracture compliquée. Les parties constituantes de la jointure existent encore ; on cherche même par tous les moyens à les ménager, pour obtenir dans les cas favorables la conservation des mouvements habituels. Dans ces conditious, les dangers inhérents à l'ouverture d'une séreuse articulaire subsistent toujours, quoique bien diminués par ce fait que la membrane est modifiée profondément dans sa texture, et ne réagit plus comme à l'état normal. Ce n'est pas parce qu'on aura enlevé quelques poussières osseuses, ni même un séquestre, fût-il volumineux, que l'opération en sera beaucoup plus grave, bien au contraire, car cette manœuvre ne pourra que favoriser la réparation, en supprimant tous ces corps étrangers qui ne font que l'entraver en irritant les tissus encore sains.

Voilà en peu de mots où en est, à l'heure actuelle, cette intéressante question du traitement des arthrites fongueuses. Pour nous résumer, nous les diviserons, à dater de l'emploi de la méthode de Lister, en trois grandes périodes, marquant chacune une étape dans la voie du progrès.

1° Incision simple ;

2° — Abrasion des fongosités seules (Arthroxésis) ;

3° — Enlèvement de tout ce qui n'est pas tissu sain. Ces deux dernières étant presque contemporaines.)

Le problème n'a pas encore reçu sa solution, mais en tous cas, la méthode antiseptique a permis de réaliser des progrès immenses, qui nous laissent bon espoir pour l'avenir, et nous font supposer que le but cherché sera bientôt atteint.

Toutes les observations que nous rapportons sont classées par date de publication comme nous l'avons déjà fait pour les arthrites aiguës. C'est encore ici, on le comprend facilement, la seule façon de faire notre historique. Le lecteur pourra, par un simple coup d'œil, se rendre un compte exact des modifications successives apportées dans la manière de faire, et quand l'occasion se présentera, nous ne manquerons pas d'indiquer les particularités importantes.

OBSERVATIONS

OBSERVATION I. (1) — Jeune fille de 16 ans. *Tumeur blanche coxo-fémorale.* Depuis 18 mois, il s'est formé une fistule dans le pli inguinal au-dessous du ligament de Fallope. Avec le stylet, on tombe dans l'articulation. Au moyen du doigt on dilate ce trajet et on pénètre dans la cavité articulaire qui est remplie de fongosités et contient deux séquestres. On introduit la cuiller tranchante et on retire toutes les fongosités que l'on peut atteindre. La tête fémorale était détruite — Drainage. — Pansement phéniqué. — Guérison au bout de *trois mois* avec un faible raccourcissement.

ALBERT (2), dans son travail paru en 1876, rapporte l'observation suivante qui marque un grand pas de plus dans la thérapeutique des arthrites fongueuses.

OBSERVATION II. — Femme de 22 ans. — *Tumeur blanche du coude.* En dehors, les fongosités formaient une tumeur volumineuse. Avec les précautions antiseptiques, Albert fit *une incision* sur le côté radical de l'articulation. Cette masse fongueuse fut extirpée et l'humérus qui était un peu rugueux, ruginé.

Par *une autre incision* sur le côté cubital, on sépare le nerf cubital et toute

(1) SCHEDE. Ueber den Gebrauch des Scharfen Löfeln Halle, 1872.
(2) ALBERT. — Loc. cit.

la portion adjacente de la capsule, qui se trouvait recouverte d'une masse fongueuse épaisse de un centimètre, est enlevée. — Pansement de Lister. — 14 jours plus tard il se forma un abcès à la partie antérieure de l'articulation. Rien autre chose de fâcheux ne survint, et la guérison se fit rapidement.

OBSERVATION III. (1). — *Arthrite fongueuse suppurée du genou. — Arthrotomie. — Guérison en 3 mois et demi* (Clinique de Czerny).

G..., 12 ans, pâle, malingre, fit une chute en octobre 1875.

A la fin de janvier, traitement de *4 mois* par les moyens ordinaires, sans résultat. Entré à l'hôpital le 23 mai 1876. La distension de la capsule était modérée, surtout accentuée au niveau du cul-de-sac sous-rotulien. — La fluctuation était évidente à cet endroit. — Muscles atrophiés. — Pression sur les épiphyses très douloureuse.

30 mai. — Arthrotomie. — Précautions antiseptiques. — Incision dans la partie fluctuante ; on tombe dans une cavité pleine de fongosités et de pus. — L'articulation renferme un liquide séreux. — La synoviale était épaissie et très vascularisée. — Lavage avec solution à 12 0/0 de chlorure de zinc, puis avec acide phénique à 5 0/0. — Drain. — Pansement antiseptique. — Appareil inamovible.

1er juin. — T. soir 39°.

Les jours suivants, la fièvre disparaît.

3 juin. — Premier pansement. — Pas de suppuration.

6. — Deuxième pansement. Le genou a diminué d'une façon très appréciable. — On pouvait imprimer de légers mouvements à l'articulation sans faire souffrir le patient.

11 juin. — Troisième pansement. — Mouvements beaucoup plus libres. Les *18, 21, 27,* pansement. — *Le 21,* on ne laisse que deux petits bouts de tube. — *Le 27,* enlèvement de ces drains.

A partir de cette époque le pansement ne fut renouvelé que tous les huit jours. — Appareil plâtré. — L'enfant se lève et marche facilement.

Le *13 août.* — Il sort avec une plaie presque cicatrisée.

Le *3 septembre.* — La plaie est cicatrisée. — L'articulation est encore légèrement gonflée à sa partie antérieure. — La rotule est mobile. — Les mouvements voulus ou communiqués ont une amplitude de 10°. — Massage. — Bains.

4 octobre. — L'amplitude des mouvements est de 35°.

15 octobre. — La flexion arrive jusqu'à l'angle droit, l'enfant court sans appareil et sans fatigue. Sa santé est excellente.

(1) *In* SCRIBA, loc. cit.

Observation IV. — *Arthrite fongueuse suppurée du genou d'origine rhumatismale. — Incision. — Mort.* (Clinique de Volkmann.)

Homme de 45 ans, très débilité. — Epanchement abondant. — Ponction. — L'état général s'améliore. — La fièvre tombe, mais la cavité se remplit de nouveau.

27 mars 1876. — La rupture spontanée étant imminente et la température s'élevant de nouveau, on incise l'articulation. — Lavage avec acide phénique. —· Drainage. — La suppuration profuse des premiers jours diminua bientôt et à la fin de la semaine on ne pansa plus que tous les deux jours. — Pas de gonflement, ni de rougeur au genou.

La *quatrième semaine.* — Pleuro-pneumonie accidentelle et mort après trois jours, l'état local restant le même. — A l'autopsie, carie et altération des cartilages.

Observation VI. — *Arthrite fongueuse du genou. — Arthrotomie. — Mort.*
(Clinique de Volkmann).

K..., 2 ans. — Tumeur blanche du genou droit avec suppuration abondante et contracture, sans infiltration péri-articulaire. — Amaigrissement rapide. — Fièvre continue.

22 mars 1876. — Incision antiseptique et drainage. — Dans les *quatorze* premiers jours pas de fièvre. — La sécrétion et le gonflement ont diminué. — Du *5 au 7 avril.* — La température remonte à 40°. — Diarrhée. — Malgré tout, l'état local est satisfaisant.

Mort le *8 mai* de tuberculose pulmonaire. — La synoviale présentait des tubercules miliaires.

Observation VI. — *Arthrite fongueuse du genou. — Mort après résection.*
(Volkmann).

C..., 9 ans. — Arthrite fongueuse du genou. — Ponction qui donne issue à du pus.

En *mars 1876.* — Arthrotomie suivie de lavages à l'acide phénique.

L'état général ne s'améliora pas. — La suppuration était peu abondante et inodore. — Mais la fièvre continua par suite d'une tuberculose généralisée.

Le *21 avril.* — Résection du genou.

Le *30.* — Mort. — Tubercules dans la synoviale, dans les poumons et dans le foie.

Observations VII et VIII (1). — *Arthrite fongueuse du coude et du pouce. Arthrotomie* (Rivington).

Enfant de 2 ans. — On n'a pas de renseignements sur la marche des deux lésions. — L'articulation du coude semblait tout à fait désorganisée.

6 avril 1877. — On ouvre l'articulation par une seule incision. La synoviale était épaissie et le cartilage en train de se séparer de l'os. — Le nerf cubital était noyé dans les fongosités. — On lava la plaie avec une solution concentrée de chlorure de zinc. Les lèvres de l'incision furent réunies et recouvertes de lint. — Immobilisation.

Même opération pour l'articulation phalangienne du pouce. — Pendant les premiers jours il y eut des troubles généraux graves. Température 40°.

Au bout d'une semaine la température redevint normale. — Plusieurs semaines après on commença à mobiliser la jointure. Le *1er juillet* le pouce était guéri.

Au coude il y avait encore un peu de gonflement au niveau de l'incision et deux endroits ulcérés, du diamètre d'une pièce de 20 centimes, mais sans communication avec l'intérieur de la jointure.

Observation IX (2). — *Tumeur blanche du genou. Mort.* — Henry Schmith. Homme de 16 ans. — Le genou droit est douloureux et raide ; fluctuation vague. — Traitement par attelles, révulsifs, etc. Le genou augmentait toujours de volume.

10 août 1877. — Opération. — Incision, avec les précautions antiseptiques, de *quatre* à *cinq* centimètres de chaque côté de la rotule. — Avec le doigt on sentit que la surface rotulienne du condyle externe et la rotule étaient rugueuses. On ne constata pas d'autres altérations. — Drain de part en part. — Crins de cheval à la partie la plus déclive de l'articulation de chaque côté. — Lister. — Le patient souffrit beaucoup après l'opération. Température 38°9.

11 août. — Pansement. — Ecoulement séreux par les drains. T. m. 38°5.

13. — Le patient se plaint de céphalalgie. — Même température.

15. — Vomissements. — Constipation.

18. — La céphalalgie persiste. — Le genou est douloureux à chaque mouvement. — Le soir, délire.

20. — Urines et selles involontaires. — T. 36°8.

23. — *Mort.*

(1) *The Lancet,* 1877, p. 202.
(2) *The Lancet,* 1878, page 620.

Autopsie. — On constata que la rotule était dépourvue de cartilage et rugueuse ainsi que la partie correspondante du fémur. Le cartilage de la tubérosité externe du tibia était rouge, mais lisse. L'os très congestionné renfermait, dans son épaisseur près de son bord antérieur, un petit abcès. — La synoviale et les tissus péri-articulaires étaient épaissis, les ligaments ramollis, les enveloppes du cerveau épaisses et les ventricules distendus par de la sérosité.

Dans ce cas l'état du cerveau indiquait une lésion déjà ancienne qui n'a sans doute pas été sans influence sur l'issue fatale. — D'autre part on ne pouvait par le toucher seul diagnostiquer la lésion telle qu'elle existait. Aussi le traitement employé a-t-il été insuffisant, et n'eut très probablement pas, à lui tout seul, amené la guérison.

SCHEDE (1) dans son travail déjà cité sur le *Drainage des articulations,* raconte qu'il a fait aussi des essais de drainage dans des cas d'arthrites chroniques suppurées. — Les tentatives, pour la plupart, ont donné de bons résultats. Il s'agissait de tumeurs blanches du coude, de la main et du pied; pour la plupart chez des enfants de 3 à 15 ans. — Le drainage était précédé du grattage des surfaces articulaires. On appliqua le pansement de Lister le plus strict, et chaque fois on fit des lavages avec une solution de chlorure de zinc à 8 0/0.

Il n'en résulta jamais de réaction fâcheuse, ni de suppuration profuse, ni de fièvre exagérée. Quelques-uns des opérés purent, dès le premier jour, jusqu'à la guérison définitive, prendre du mouvement. Dans tous les cas où il n'y avait pas de tuberculose généralisée, le résultat fut très satisfaisant et *tous* conservèrent une mobilité très étendue.

Trois cas seulement se terminèrent par la mort. Deux étaient des enfants avec des formes graves de tumeurs blanches du genou qui, malgré tout traitement, n'avaient

(1) SCHEDE. — Loc. cit.

fait qu'empirer. — Les drains furent laissés en place, chez l'un *six* et chez l'autre *quatre* semaines. Ils n'eurent aucun effet nuisible, mais aussi aucun effet utile. La réaction fut si minime, l'inflammation traumatique sur laquelle on comptait fut si faible que la tentative n'eut aucun résultat. Chez le premier enfant on fit ensuite dans l'articulation des lavages avec de la teinture d'iode de plus en plus concentrée. Au début, l'amélioration ne fut qu'apparente et les fongosités pullulèrent de nouveau. — Chez le second on finit par réséquer le genou. Tous deux moururent de tuberculose généralisée et l'autopsie montra la présence de tubercules disséminés dans la synoviale.

Quant au troisième, nous avons rapporté son observation (VI) d'après Scriba.

En 1879, M. Létiévant (de Lyon), dans une communication faite au Congrès périodique international d'Amsterdam (septembre 1879), renouvelée et complétée au mois de novembre de la même année, devant la Société des sciences médicales de Lyon, préconisa une nouvelle méthode d'opération des tumeurs blanches à laquelle il donna le nom d'arthroxésis ou abrasion intra-articulaire (1).

Voici comment l'éminent chirurgien a été appelé à appliquer ce procédé. Ayant eu plusieurs fois l'occasion d'extirper des tumeurs fongueuses *extra-articulaires*, dans différentes régions, il parvint à obtenir des guérisons aussi promptes que faciles et sans récidive. Partant ensuite de cette idée que les fongosités *intra-articulaires* se déve-

(1) Nouvelle méthode d'opération des tumeurs blanches ou abrasion intra-articulaire ou Arthoxésis. *Lyon médical.* 1879. T. II.

loppent primitivement dans la synoviale et que l'altération des os et des cartilages n'est que secondaire, il jugea inutile, dans ces cas, « de sacrifier une masse osseuse parce qu'elle est entourée d'un fongus qui a légèrement altéré sa surface. »

Il se trouverait même, ajoute-t-il, en un ou deux points, des fongosités profondes qu'il faudrait évider sans pour cela amputer ni réséquer.

En agissant ainsi on doit obtenir :

« 1o Une économie pour l'organisme dans le travail de réparation ;

2o Une adaptation exacte des surfaces articulaires laissées dans leurs rapports normaux ;

3o La conservation plus complète des capsules articulaires ;

4° Une précision dans les mouvements que les méthodes en usage ne donnent pas habituellement ».

Voilà pour la théorie ; voyons ce que les faits nous enseignent.

M. Létiévant publie *cinq* observations d'Arthroxésis. Quatre opérés étaient encore en traitement lors de la publication de son travail. Elles parurent complètes dans la thèse de M. de Laprade en 1880. — Nous les rapporterons avec les autres que nous avons empruntées à ce travail.

OBSERVATION X (1). — *Tumeur blanche du coude.* — *Arthroxésis.* —
Guérison en deux mois.

M. Bador, 15 ans. — Tumeur blanche du coude, datant de trois ans, ramollie, sur le point de s'ouvrir. On avait proposé l'amputation, puis la résection.

29 avril 1879. — Anesthésie. — Bande d'Esmarch. — Précautions antiseptiques.

(1) LÉTIÉVANT, loc. cit.

Premier temps. — Incision de 10 cent. au côté externe du coude. — Raclage de deux cavités sous-cutanées. — Ces premières masses communiquaient avec les fongosités intra-articulaires. A ce moment, je fis sur la capsule fibreuse une incision de 3 cent. et par cette fente j'enlevais les masses fongueuses accumulées vers la petite tête du radius. Il fallut une attention patiente pour faire à ce niveau une abrasion complète. Les cartilages articulaires étaient érodés par places. Je n'enlevais que les poussières cartilagineuses et osseuses, qui cédèrent à un léger frottement. Je fis de la même façon la toilette du condyle huméral et de la partie externe de l'olécrâne. Pour apprécier le caractère des lésions, je dus écarter les surfaces osseuses et les luxer quelques instants.

Deuxième temps. — Incision de la région interne, laissant en arrière le nerf cubital. L'incision, dans ce cas, était motivée par les saillies fongueuses. Dans d'autres cas, elle doit être faite plus en arrière, de manière à laisser le nerf cubital en avant. — Raclage de la région olécrânienne interne. Je pratiquais avec la curette, au-dessous du tendon du triceps, une communication avec la région externe. De même, à la partie antérieure, derrière le tendon du brachial antérieur. Toutes les fongosités furent enlevées avec le plus grand soin.

L'opération avait duré plus d'une heure. *Deux* drains de crins furent placés dans les trajets sus-olécrânien et sous-coronoïdien.

Pansement phéniqué. — Gouttière.

Il n'y eut aucune complication, ni fièvre, ni douleur.

Le malade se leva la 2ᵉ semaine ; la 3ᵉ, il sortit au jardin.

L'exsudat séro-purulent fut assez abondant pendant plus d'un mois. *Un mois et demi* après, tous les crins étaient retirés. — *Deux mois* plus tard, la cicatrisation était complète. — Depuis déjà plusieurs semaines, le malade s'exerçait aux divers mouvements de l'avant-bras. — Ils s'accomplissent aujourd'hui avec précision : dans la moitié de leur étendue, pour la flexion et l'extension ; la pronation et la supination se font bien. Avec le temps, la mobilité deviendra complète.

Nous avons tenu à rapporter *in extenso* l'observation précédente, spécialement dans ce qui a rapport au manuel opératoire, pour bien faire comprendre tout ce qu'a d'original le procédé de M. Létiévant. A-t-on rien fait de semblable avant lui ? Nous ne le croyons pas. On a voulu, il est vrai, rapprocher de cette méthode la manière de faire de Volkmann et de Max-Schede. Comme on peut en juger par le cas que nous rapportons (Obs. I), tiré de la pratique de ce dernier, l'analogie n'est que très lointaine.

Les deux chirurgiens allemands opéraient de la manière suivante : Ouvrir les abcès, racler les trajets fistuleux, les élargir mécaniquement, enlever les fongosités *que l'on rencontre*, les séquestres, ruginer les parties cariées — et réitérer les manœuvres si la guérison se ralentit. L'opération était toujours et forcément très incomplète. Il y a loin de ce procédé à celui du chirurgien français qui ouvre largement l'articulation, abrase minutieusement *toutes* les fongosités et nettoie tous les coins et recoins de la cavité articulaire. Du reste, pour Volkmann, comme nous l'avons déjà répété, le mal a toujours son origine dans un noyau caséeux formé dans l'os, et toujours de nature tuberculeuse. Avec ses idées, tout le temps qu'il n'a pas voulu se décider à une opération radicale, il ne pouvait pas s'attaquer directement aux produits fongueux qu'il ne craignait guère, les tenant pour secondaires.

Tout au plus pourrait-on rapprocher de l'*arthroxèsis* le procédé employé par *Albert* (voir Obs. II). — Ici l'analogie est plus évidente. L'opération pratiquée par ce chirurgien est malheureusement décrite d'une façon trop incomplète, de plus elle semble avoir été faite, pour ainsi dire accidentellement, en ce sens qu'elle ne repose pas, comme celle de Létiévant, sur des bases théoriques, et qu'elle n'a pas été, au moins à notre connaissance, généralisée par son auteur. En pareille matière, la priorité d'exécution est peu de chose, et, jusqu'à nouvel ordre, nous croyons que la conception rationnelle et véritablement scientifique de la méthode laisse à M. Létiévant tout le mérite de la découverte.

M. Piéchaud rapporte dans sa thèse une observation du professeur Saxtorph.

Observation XI (1). — *Tumeur blanche du genou.* — *Arthrotomie.* — *Abrasion des fongosités.* — *Guérison en deux mois.*

N... B..., jeune personne de 20 ans, presque idiote. — Renseignements très incertains sur la marche de son affection.

On trouve une tuméfaction générale de l'articulation, sans épanchement, on dirait une arthrite aiguë entée sur une arthrite fongueuse. — Douleurs vives. — Fièvre. — Anorexie. - Vomissements.

Immobilisation avec bandage amidonné et attelles.

L'état général continue aussi mauvais. — Le genou reste dans le même état.

1er mars 1879. — Incision comme pour la résection. — Un large lambeau semi-lunaire antérieur qui comprend la rotule est relevé pour découvrir l'intérieur de la cavité articulaire. On la trouve remplie de masses fongueuses adhérentes à la capsule, mais faciles à enlever par la rugination. Les surfaces cartilagineuses sont saines. Après avoir bien gratté partout, je rabats le lambeau dont la base est transfixée par un tube à drainage en catgut.

Réunion exacte des lèvres de l'incision par un grand nombre de sutures. — Pansement phéniqué. — Bande amidonnée. — Attelle postérieure en bois. — Attelle antérieure en fil de fer.

Pansement les : *5, 12, 21.* (Il n'y a du pus que dans les points où sortent les drains), *14* avril, *22.* (Les sutures et le tube ont été enlevés) ; elle se lève le *2 mai* et sort un mois après, marchant bien.

Les *quatre observations* que Létiévant avait publiées en 1879, mais qui étaient incomplètes, furent reprises cette année 1880, par M. de Laprade qui les publia dans sa Thèse inaugurale (2) avec un certain nombre d'autres tirées de la pratique de différents chirurgiens.

Observation XII. — *Arthrite fongueuse du coude* (Létiévant).

Augustine B....., 19 ans. — Mauvais état général. — La maladie remonte à six ans. — Tuméfaction considérable. — Fluctuation à la face antérieure du coude.

17 juillet 1879. — Arthroxésis. — Les règles décrites par M. Létiévant à

(1) Piéchaud, loc. cit.

(2) H. de Laprade. — *Traitement de l'arthrite fongueuse par l'abrasion.* Thèse de Paris, 1880. — N° 401.

propos du coude de Bador, furent suivies de point en point. Toutes les fongosités furent enlevées.

Mêmes soins immédiats que dans la première Observation. — Sutures métalliques. — Un *premier* drain traverse le trajet sus-olécrânien. *L'autre* passe au-
dessous de l'apophyse coronoïde.

Irrigations phéniquées. — Pansement antiseptique. — Immobilisation dans
la demi-flexion et la supination.

17 juillet au soir. — T. 38°.

19 juillet. — Premier pansement. — La plaie a bon aspect, la malade ne
souffre pas. — T. 37° 8.

28 juillet. — Deuxième pansement. — Etat local et général satisfaisants.

Le drainage est maintenu jusqu'au commencement de septembre. — A cette
époque le genou est encore tuméfié et la suppuration assez abondante.

Novembre. — Les mouvements communiqués s'exécutent dans une certaine
étendue. La suppuration persiste.

Février 1880. — Rien à noter. — Les deux plaies se cicatrisent en partie ;
mais la suppuration ne disparaît pas. La malade quitte l'Hôtel-Dieu le mois
suivant.

OBSERVATION XIII (1). — Arthrite fongueuse du coude (Létiévant).

Françoise C..., 33 ans. — La tuméfaction du coude apparut en juin 1879.
Actuellement deux fistules bourgeonnantes conduisent jusque sur les os. Vastes
foyers fongueux en avant et en arrière de l'articulation. La malade est faible ;
cependant les fonctions s'accomplissent bien.

28 octobre 1879. — Abrasion suivant le procédé ordinaire. — En dedans,
absence des cartilages de l'humérus : entre le condyle et la trochlée, il n'en
reste que des traces.

Après l'opération, pas de douleurs, pas de fièvre.

31 octobre. — Premier pansement. — T. 37°5. — Le thermomètre ne s'élève
jamais plus haut.

3 novembre. — Deuxième pansement, plaie en bon état.

7 novembre. — Plaie vermeille, suppuration assez abondante.

28 novembre. — Cautérisation des bourgeons — peu de pus.

Décembre. — On commence à extraire la plupart des drains. Les plaies mar-
chent à la cicatrisation vers la périphérie. — La malade est revue actuellement
— santé parfaite. — Mouvements communiqués faciles. — Les plaies fournis-
sent encore une certaine quantité de pus.

OBSERVATION XIV. — Arthrite fongueuse du coude (Létiévant).

Marie M... 16 ans, entre à l'Hôtel-Dieu le 14 octobre 1879. Début il y a six mois. — Au bout de trois mois un abcès s'ouvrit à la partie postéro-externe et au niveau du cul-de-sac supérieur de la région olécrânienne. On constate aujourd'hui une tuméfaction incomplète. — Douleurs spontanées. — Aucun mouvement n'est possible.

Opération le *6 novembre*. — Les fongosités sont surtout accumulées autour de l'extrémité inférieure de l'humérus où toutes les couches du cartilage diarthrodial manquent. L'humérus et le radius successivement nettoyés présentaient une surface rugueuse à saillies très petites.

Le condyle huméral, la cupule du radius n'ont plus de cartilage.

Lavages phéniqués. Les surfaces articulaires momentanément luxées sont remises en place.

Le soir de l'opération : 37°9.

8 novembre. — Premier pansement, 38°5, le soir 39°. — Peu d'inflammation autour de la plaie ; quelques douleurs.

10 novembre. — Beaucoup de détritus se détachent. La tuméfaction diminue. Un mois plus tard on enlève les drains.

Janvier 1880. — La cicatrisation fait des progrès. — Les mois suivants, la malade s'exerce à faire des mouvements. L'écoulement de pus devient si faible et nécessite de si rares pansements qu'elle demande son exeat au commencement de juin.

Observation XV. — Gabrielle X..., 15 ans (service de M. D. Mollière). — Tumeur blanche du coude datant de 10 mois. Des fongosités très abondantes donnent la sensation caractéristique de fausse fluctuation. Coude énorme, criblé de fistules dont plusieurs remontent jusqu'à dix centimètres au-dessus de l'articulation. — Mobilité latérale très prononcée.

État général déplorable. — Début de fièvre hectique.

8 novembre 1879. — Arthroxésis. — Les lésions étaient celles de la synovite fongueuse et de l'ostéite superficielle. — 38° le soir de l'opération. — Le lendemain et les jours suivants 37°5. Disparition de toute douleur. On supprime les drains au bout d'*un mois*. — Le *mois suivant* on communique quelques légers mouvements.

Etat général excellent. — La malade prend de l'embonpoint.

Mai 1880. — Il reste une petite fistule au côté externe, donnant lieu à un très faible écoulement.

27 juillet. — La malade est sortie avec une fistule insignifiante. — Les mouvements actifs commencent à se produire — L'état général est on ne peut plus satisfaisant. Tout porte à croire que le succès sera complet.

Observation XVI. — Arthrite fongueuse du coude datant de 7 à 8 ans, chez un homme de 34 ans. — Le coude est volumineux, dans la demi-flexion, fistules nombreuses.

9 janvier 1880. — Arthroxésis. -- Les trajets fistuleux sont curés, les fongosités abrasées, mais elles sont peu nombreuses. — A l'ouverture de l'articulation, on trouve surtout les lésions de l'arthrite sèche. Le radius a son extrémité supérieure rugueuse, élargie. — Séquestre au niveau du condyle huméral.

Après curage complet, la luxation temporaire est réduite. La plaie est traitée de la même façon que précédemment. — Pansement de Lister.

Pendant la nuit, douleurs.

Le *lendemain*, pansement. T. 37°5.

On renouvelle le pansement tous lesjours. Le thermomètre oscille entre 38° le matin et 38°5 le soir.

A partir du *17 janvier*, il descend à 37°5 et s'y maintient. — Les douleurs deviennent plus rares. — La plaie a bon aspect. — Suppuration de bonne nature. — Après la disparition des drains, quelques semaines plus tard, on essaye les mouvements. — Ils sont limités, mais s'exécutent.

Juin 1880. Bon état général, plus de douleurs, mouvements communiqués assez étendus. — Suppuration sensiblement diminuée, mais non encore tarie.

Observation XVII. — *Ostéo-arthrite (Articulation du premier métatarsien avec le premier cunéiforme)*. Létiévant.

Louise F..., 18 ans. — Il y a sept mois, la malade remarqua un commencement de tuméfaction sur le dos du pied. — Alternatives d'amélioration et de douleur pendant trois mois. Au mois d'août 1879, une fistule s'ouvre sur le dos du pied. Deux autres sur le bord interne, quelques jours plus tard. — Douleurs vives. — Traitement ordinaire sans succès.

5 décembre 1879. — *Opération*. — Incision de six centimètres sur le bord interne du pied, le milieu tombant sur l'interligne articulaire. — *Deuxième* incision de trois centimètres, sur le dos du pied en dehors de l'interligne. — Quelques fongosités et quelques parcelles osseuses sont enlevées. — On rugine les cartilages érodés.

Suture. — Drainage. — Pansement phéniqué.

Légères douleurs les *5* ou *6* premiers jours qui suivent l'opération. — Le drain reste en place jusqu'au *1er janvier*.

La plaie ne se cicatrisant pas rapidement on place un nouveau drain qui reste jusqu'au *10 février*.

21 février. — Plaie absolument cicatrisée. — Aucun gonflement, aucune douleur. — La malade sort complètement guérie.

Observation XVIII. — *Ostéo-arthrite fongueuse du cou-de-pied gauche.* Létiévant.

Henry C.... 17 ans, maladie datant d'un an. — Il y a six mois, ouverture d'un abcès sur le côté interne du tendon d'Achille, la marche est impossible.

Signes évidents de scrofule. — Amaigrissement considérable. — L'appareil respiratoire est sain.

Le pied est dans l'extension et adduction. — Le stylet conduit sur des os dénudés. — Douleurs vives. — Hypertrophie des os. — Traitement approprié. — Pas de modification.

20 avril 1880. — *Arthroxésis.* — Au-devant de la malléole externe, incision de *4 centimètres* sur un vaste foyer de fongosités sous-cutanées. — Les os sont ramollis à la superficie. — Les cartilages détruits. — On les racle facilement.

Deuxième incision, de même dimension au-devant de la malléole interne. On pénètre dans l'articulation tibio-tarsienne; l'abrasion des fongosités laisse voir la surface tibiale privée de cartilage, irrégulière, de même pour la poulie astragalienne; les ligaments latéraux sont en partie détruits.

Drains de crins par les deux orifices, qui viennent se rencontrer près du tendon d'Achille. Aucun n'est interposé entre les surfaces caticulaires. — Suture des plaies. — Pansemeut de Lister.

Dans la journée le sang traverse les pièces du bandage, il est procédé à un second pansement, compressif, qui arrête toute hémorrhagie.

Les suites furent des plus simples. La température ne dépassa jamais 38°. Tous les drains disparurent au bout de 6 semaines — écoulement de moins en moins abondant.

Actuellement, écoulement insignifiant. — Mouvements communiqués étendus et faciles. Le malade ne marche pas encore, mais de très légers mouvements actifs ont lieu. La guérison dans un assez court délai ne paraît pas douteuse.

Observation XIX. — *Tumeur blanche du genou.* Létiévant.

Garçon de 17 ans. — Rien du côté des antécédents. — Il souffre depuis 1 an. La synoviale est très distendue. — Deux fistules au niveau de l'extrémité supérieure du tibia, deux autres à la face externe du genou. — Une cinquième au creux poplité. — Toutes pénètrent dans l'articulation. — Mouvements de latéralité.

Opération le 13 mai 1880. — *Première* incision externe joignant les deux orifices fistuleux, raclage des fongosités extra et intra-articulaires, partout jusqu'à la partie la plus reculée de l'articulation. — Une *deuxième* incision plus petite est faite dans le creux poplité.

Troisième incision, interne; mêmes manœuvres. — Les os sont rugueux, les cartilages érodés. — Nettoyage complet, grattage de tous les points suspects. L'opération dure 1 heure. — Suture. — Un drain de crins sort par les 2 extrémités de chaque incision. — Pansement de Lister. — La température reste normale.

Le *15*. — Pansement, peu de pus. On le renouvelle chaque jour.

Le *22*. — Phénomènes inflammatoires. T. 39°.

Le *23*. — 39°8. Fusée purulente à la partie externe de la cuisse. — Incision. Le thermomètre oscille entre 38° et 38°5 pendant 3 semaines. — Le malade maigrit. A la fin de juin la température redevient normale. — La suppuration diminue. — L'état général est bon.

Actuellement le genou va bien.

En 1881, M. Poinsot (de Bordeaux) publie dans la *Revue de Chirurgie*, une note (1), pour recommander l'emploi du chlorure de zinc, après que l'on a raclé toute la surface interne de la capsule. Nous reviendrons sur cette question au chapitre *Pansement*. Nous allons seulement ici rapporter l'observation qu'il cite dans son travail.

OBSERVATION XX. — *Arthrite chronique du genou gauche consécutive à une blennorrhagie.*

E. Serres, 22 ans. — Malgré le traitement les phénomènes locaux augmentent.

Du 13 août au 9 septembre. — Appareil silicaté. — Douleurs intolérables. — Fièvre dépassant 38°5. — Amaigrissement. — Genou très volumineux. — Sur un ou deux points la fluctuation est évidente.

10 septembre. — Opération. — Avec toutes les précautions antiseptiques. — Incision demi-circulaire à convexité inférieure.

Section du ligament rotulien et relèvement de la rotule.

Les os sont sains ; les cartilages érodés sur quelques points. — Fongosités abondantes. — On les résèque avec le bistouri et la cuiller de Volckmann. La cavité est ensuite soigneusement lavée avec chlorure de zinc au 1/12.

Drainage avec mèches de crins. Trois points de sutures profondes avec fil d'argent. — Sutures superficielles avec fils de crin. — Lister. — Immobilisation.

11 septembre. — Pansement. — Sérosité sanguinolente assez abondante. T. matin 37°8. T. soir, 38°2.

13 septembre. — Pansement. — Pas de suppuration. — Réunion superficielle obtenue. — Enlèvement des sutures profondes. — T. 37°2 et 37°8. Les jours suivants même température.

15 septembre. — Pansement. — Enlèvement des sutures superficielles.

30 septembre. — Enlèvement de deux drains.

(1). POINSOT. Note sur l'arthroxésis. *Revue de Chirurgie.* 1881, p. 410.

2 octobre. — Enlèvement des drains restants.

4 octobre. — Abcès superficiel à la partie externe, dû sans doute à la pression exercée par la gouttière. — Incisions.

13 novembre. — Appareil silicaté. — Le malade se lève.

27 décembre. — On enlève l'appareil. — Ankylose complète. — Le malade sort complètement guéri.

La même année, M. le professeur Kocher (de Berne) publia un travail étendu (1) dans le Recueil de Volkmann pour démontrer les dangers que présentait l'acide phénique. — Il cite plusieurs cas d'intoxication mortelle à l'appui de ses assertions et se trouve alors amené à rechercher par quel antiseptique on pourrait remplacer l'acide phénique. Le chlorure de zinc lui paraît remplir les meilleures conditions, seulement il rejette absolument les solutions au 1/10 ou au 1/12 que l'on emploie habituellement. Ce degré de concentration est inutile d'après lui, pour ne pas dire nuisible. Et une solution à 2 pour 1000 est tout à fait suffisante pour empêcher les germes de se développer ou pour anéantir ceux qui se sont déjà formés.

Un de ces cas d'intoxication phéniquée est survenue chez une opérée d'arthrotomie. Nous le résumons dans les lignes suivantes.

OBSERVATION XXI (2). — Joseph Biéri, 6 ans. — Poumons, cœur, reins normaux. — Pas d'antécédents tuberculeux dans la famille. Le genou droit est légèrement gonflé, la jambe un peu fléchie sur la cuisse, l'extension n'est pas possible. — On diagnostique une *synovite fongueuse.*

25 juillet. — Opérations. — Précautions antiseptiques. — Bande d'Esmarch.— Incisions longitudinales sur le côté interne de la rotule. — Deuxième incision

(1) TH. KOCHER. — Die antiseptische Wundbehandlung mit schwachen Chlorzinklösungen, in der Berner Klinik.

(2) Volkmann's Sammlung Klinischer Vortäge, nᵒˢ 203-204. Septembre 1881, pages 5 et suivantes.

perpendiculaire à la première, se dirigeant en dedans dans la direction de l'interligne articulaire jusque vers le milieu de la face interne du genou.

La rotule fut écartée en dehors, le genou fléchi, et l'on put ainsi examiner très commodément l'intérieur de la cavité.

Toute la surface interne de la synoviale est recouverte d'excroissances violacées ; par places des points jaunâtres (c'était évidemment des tubercules en voie de caséification). Nulle trace de suppuration. — Tout fut enlevé soigneusement avec les ciseaux. — Les granulations furent seulement grattées avec la cuiller tranchante. Les cartilages n'étaient nulle part érodés et les os complètement sains. .

Une fois, le nettoyage terminé on chercha à étendre la jambe. Cette manœuvre ne réussit que difficilement, encore qu'on eut sectionné le ligament latéral externe. — Dès la première tentative de redressement, le fémur se brisa dans son épiphyse inférieure. — Suture de la capsule, puis de la peau. — Drainage au moyen *de quatre tubes*. — Pansement de Lister. — Attelle de Volkmann.

Remarque. — Pendant l'opération, spray phéniqué avec la solution à 4 0/0. Irrigations copieuses avec la même solution. Éponges trempées dans la solution à 4 0/0.

Après l'opération, douleurs assez vives. — Quelques vomissements.

26 juillet. — Pansement. — L'opéré vomit tout ce qu'il prend. (Je passe quelques détails de service.)

A *cinq heures* du soir on trouva le malade d'une pâleur extrême, somnolent. — Pouls petit à 190.

L'urine ne présente pas de coloration particulière.

A *huit heures* on remplace le pansement phéniqué par un pansement au thymol avec une solution à 1 0/0. — Pouls 200.

A *deux heures*, délire.

A *minuit*. — Pouls 120. — Respirat. 40. — L'urine a une légère teinte noirâtre. — Pouls incomptable.

Mort à huit heures du matin.

Autopsie. — Les plaies du genou ne présentent rien de particulier. Anémie générale excepté le cerveau qui est hyperhémié.

Kœnig (de Gœttingen) a fait paraître en 1882 dans le Recueil de Volkmann, une étude sur la Tuberculose articulaire (1).

Adoptant les idées de Volkmann, il déclare que le point

(1) La Tuberculose des os et des articulations, par König (de Göttingen), *Volkmann's Sammlung Klinischer Vorträge*. No 214. — Mars 1882.
(Texte analysé par le Dr Müller, en Revue de Chirurgie, 10 mars 1883.)

de départ de la tuberculose des articulations est toujours dans les extrémités osseuses, des foyers s'y développent petit à petit, des abcès se forment, et la synoviale est bientôt envahie. Partant de cette idée il n'hésite pas à ouvrir une jointure pour aller enlever au sein même de l'os ces nids tuberculeux, même en cas de *probabilité* d'un foyer, et il n'attend pas la formation de l'abcès ni l'envahissement de la synoviale.

« C'est grâce à l'iodoforme, dit-il, que nous avons pu entrer dans cette voie » ; aussitôt qu'il y a suppuration, ou développement d'une tumeur tuberculeuse circonscrite, qui permette de conclure à la présence d'une lésion localisée, on est en droit d'ouvrir même les plus grandes articulations. On verra à propos du manuel opératoire comment ce chirurgien opère et comment il emploie l'iodoforme. — Faisons remarquer une fois pour toutes que dans les observations suivantes tirées de son travail, cette substance a chaque fois été employée, concurremment avec le drainage.

OBSERVATION XXII (1). — C..., 3 ans. — Arthrite tuberculeuse scapulohumérale. — Phlegmon s'étendant sur la surface du dos jusqu'à la partie postérieure de l'articulation.

On incisa cet abcès suivant les règles ordinaires et on tomba sur un séquestre tuberculeux qui appartenait à toute la surface postérieure de la partie articulaire de l'omoplate. Il fut enlevé avec une grosse cuiller tranchante. La surface de la tête humérale était normale, mais des replis de la synoviale étaient considérablement hypertrophiés et granuleux. — On les excisa avec des ciseaux. — Drainage. — Pansement à l'iodoforme. — La guérison eut lieu, sauf une petite fistule qui toutefois conduit sur des os sains. Les mouvements de l'articulation sont conservés dans d'assez grandes limites.

OBSERVATION XXIII. — Jeune homme qui depuis 6 semaines éprouvait dans une des articulations tibio-tarsiennes, de violentes douleurs survenues progressivement. — L'articulation contenait du liquide. — Ponction et injection intra-articulaire d'acide phénique. — Les douleurs persistèrent. — Ouverture

(1) KÖNIG.

dc la jointure avec toutes les précautions antiseptiques, par une incision longitudinale au-devant de la malléole interne. La synoviale fut détachée du tibia jusqu'à l'endroit douloureux que désignait toujours le malade et on trouva un séquestre tuberculeux, juste sur le bord de la ligne d'insertion de la capsule. Il fut enlevé et la surface de l'os grattée soigneusement avec la curette. *Six semaines* après, le malade était guéri et faisait usage de son pied.

OBSERVATION XXIV. — Garçon de 5 ans. — Tumeur blanche tibio-tarsienne datant de plus d'un an.

Incision à la partie externe de l'articulation; on pénètre dans un foyer tuberculeux situé dans la malléole externe. Les granulations de la synoviale furent enlevées avec les ciseaux et on appliqua un pansement antiseptique.

Guérison au bout *de six mois* avec des mouvements passablement étendus. La mobilité depuis est devenue de plus en plus considérable.

Dans le n° 41 du *Centrallblatt für chirurgie* de 1882 (1), le Dr Busch rapporte une observation d'arthrotomie pour une tumeur blanche de l'articulation tibio-tarsienne, chez une jeune fille de 18 ans. L'intérêt de cette observation réside exclusivement dans le manuel opératoire qui a été adopté, l'auteur ne nous disant pas un mot des suites de l'opération. Nous parlerons ultérieurement avec détails de ce procédé de M. Busch. Notons cependant immédiatement que nous avons eu l'occasion de voir dernièrement à la clinique de M. le professeur Kocher, une jeune fille de 12 ans opérée, le 15 juillet 1883, par ce moyen. Le cas était semblable à celui relaté par le chirurgien de Berlin. M. Kocher employa le pansement au bismuth, et fit la suture secondaire. — Le 4 octobre, toute la plaie était cicatrisée par première intention, depuis plusieurs semaines. L'enfant pouvait imprimer quelques mouvements à son pied, mais il nous a semblé que les mouvements se passaient dans l'articulation médio-tarsienne. La marche est possible ; seulement, pour plus de sûreté, on lui fait porter un appareil ortho-

(1). BUSCH. — Nouvelle méthode pour la résection ou l'évidement de l'articulation du pied dans les inflammations fongueuses.
Centrallblatt für Chirurgie. N° 41. — Oct. 1882.

pédique, composé d'un soulier avec deux lames d'acier latérales articulées au niveau du pied et du genou.

Suivent *quatre Observations* tirées de l'article dans lequel M. le professeur Kocher expose le procédé de pansement au bismuth et la méthode à laquelle il a donné le nom de suture secondaire. Comme nous avons l'intention d'entrer dans quelques développements sur cette question nous renvoyons le lecteur au chapitre : *Pansement,* et nous n'en parlerons que très sommairement en relatant ces cas.

OBSERVATION XXV (1). — C.... W..., 4 ans. — Souffre depuis 8 mois d'une arthrite fongueuse coxo-fémorale, compliquée dans la suite d'une ostéite caséeuse (käsige ostitis) de la tête fémorale, à la partie antéro-inférieure de sa circonférence.

13 mai 1882. — Arthrotomie. — Par une incision longitudinale au-devant de l'articulation, on ouvrit celle-ci. Le séquestre fut enlevé, les os et la capsule furent grattés soigneusement, arrosés et badigeonnés avec la solution de bismusth à 10 0/0. Les suites furent absolument apyrétiques.

Le *22 juin.* — La plaie était complètement fermée et l'enfant commença à faire des mouvements qui sont encore peu étendus et légèrement douloureux.

Exeat le 25 juin.

OBSERVATION XXVI. — Jacob M..., 6 ans. — Ressent depuis février 1882 des douleurs dans la jambe droite, depuis trois semaines elles se sont localisées dans l'articulation de la hanche. Depuis le mois de mars, il ne marche qu'en boitant. La cuisse est dans la flexion et la rotation en dehors. Les mouvements sont très douloureux.

29 juin 1882. — Arthrotomie. — Sous l'irrigation avec la solution de bismuth à 1 0/0, on trouve dans la tête fémorale un foyer circonscrit qui fut enlevé avec la cuiller tranchante. La plaie fut laissée ouverte.

7 août. — Exeact. La plaie était cicatrisée, sauf une étroite bandelette de bourgeons charnues. Quand l'enfant est couché, il peut soulever sa cuisse, la mettre dans l'abduction et l'adduction.

OBSERVATION XXVII. — Gottfried H..., 8 ans. — Arthrite fongueuse ; le genou est fléchi ; en valgus, muscles atrophiés.

(1) TH. KOCHER. — Des moyens les plus simples pour obtenir la réunion par agglutination sans tubes à drainage.
Volkmann's Sammlung Klinischer Vorträge. — N° 224. — Novembre 1882, pages 26 et suivantes.

13 mai 1882. — Arthrotomie. — Incision à convexité inférieure sectionnant le tendon rotulien. — L'articulation est remplie de fongosités que l'on extirpe complètement. Les ligaments latéraux furent coupés, ainsi que le ligament croisé antérieur, afin de pouvoir corriger la position. Enlèvement d'un séquestre de un centimètre de long. Suture du tendon rotulien. — La plaie cutanée ne fut fermée que le jour suivant.

Pansement au bismuth. — Appareil plâtré.

6 juin. — La plaie était tout à fait cicatrisée.

Le 10. — Le patient commença à marcher avec un appareil.

Le 14. — Il pouvait se promener sans béquille.

Le genou était en bon état, il y avait une ankylose incomplète avec rotule mobile.

Observation XXVIII. — M. K.., 10 ans. — On diagnostique une arthrite fongueuse avec nécrose probable d'une portion du condyle externe du fémur. La maladie datait de 6 mois, et il existait deux trajets fistuleux.

29 juillet 1882. — Arthrotomie. — Incision longitudinale, partant de la partie externe du genou, fendant les deux fistules et aboutissent à l'épine du tibia.

Il parut nécessaire de faire une contre-ouverture à la face interne. La cavité articulaire était remplie de fongosités parsemées de nombreuses granulations tuberculeuses. On enleva tout soigneusement. — Mais on ne découvrit pas de séquestre.

Pansement au bismuth.

On achève la réunion de la plaie le lendemain. — Jamais il n'y eut de fièvre.

Le *5 septembre* la plaie est complètement fermée. — L'enfant commence à remuer son genou.

A sa sortie le *25 septembre* les mouvements actifs ont une amplitude assez considérable. — Plus aucune douleur.

Nous tirons les trois observations suivantes, d'arthrites fongueuses suppurées, du mémoire de M. Jules Bœckel. Tous les trois opérés ont guéri, deux avec une articulation mobile, le dernier avec un membre raide. Mais M. Bœckel fait observer que chez celui-ci il existait déjà avant l'opération un certain degré d'ankylose que l'intervention n'a fait que compléter.

Observation XXIX (1). — *Arthrite fongueuse suppurée du cou-de-pied consé-*

(1) Jules Bœckel. — Fragments de chirurgie antiseptique, p. 319.

cutive à une ostéite de la malléole interne. Évidement de la malléole et arthotomie antiseptique. Guérison avec persistance des mouvements.

Marguerite F.., 4 ans, est atteinte depuis deux ans d'une ostéo-périostite de la malléole interne ; il y a deux mois, l'articulation s'est tuméfiée et est devenue douloureuse. Mouvements impossibles. Abcès sur la malléole interne, qui s'ouvre et reste fistuleux. La petite malade est pâle, cachectique, minée par la fièvre hectique.

20 juillet. — Opération. — Précautions antiseptiques. — Incision de cinq centimètres sur la malléole interne. Évidement de cet os dont la surface articulaire est perforée ; j'agrandis l'ouverture et pénètre librement dans l'articulation, écoulement de pus. Evidement et grattage des fongosités. — Contre-ouverture au niveau de la malléole externe. Désinfection avec le chlorure de zinc (solution 1/10). Drainage sans réunion. — Lister. — Pas d'appareil inamovible ; les suites furent on ne peut plus simples. Dès le cinquième jour, la température était à 37o4, chiffre qui ne fut plus dépassé dans la suite. Enlèvement des drains le *6e jour,* plaie en bonne voie de granulation.

Exeat le *3 octobre,* complètement guérie. Le pied par suite de l'allongement hypertrophique du tibia est en valgus. On le redresse et on le fixe dans un appareil plâtré pendant un mois.

12 novembre. — La difformité du pied persiste ; je me propose d'y remédier par une ostéotomie cunéiforme du tibia. — Quant aux mouvements du cou-de-pied, ils sont parfaits. La petite F... étend et fléchit le pied à volonté.

Observation XXX. — *Arthrite fongueuse du coude. — Arthrotomie antiseptique. — Guérison absolue en 3 semaines avec conservation des mouvements.*

Adolphe L....., 14 ans, entre à la Maison de santé des Diaconesses le 6 avril 1879, pour arthrite fongueuse du coude consécutive à une fièvre thyphoïde datant de trois mois. Toute la région est augmentée de volume. Fluctuation manifeste au niveau de l'épicondyle et à la partie postérieure de l'articulation. T. soir 39o4. — Les révulsifs appliqués depuis le début de l'affection restent sans effet.

7 avril. — Arthrotomie. — Deux débridements de 3 à 5 cent. de longueur sont faits l'un au niveau de l'épicondyle, l'autre en arrière le long du bord externe de l'olécrâne. Un pus sanieux, mêlé à des détritus fongueux, s'en échappe. Evidement de l'article avec la cuiller tranchante ; la tête du radius s'aperçoit au fond de la plaie. Désinfection avec chlorure de zinc. Lavage phéniqué (solution forte). Deux tubes à drainages courts sont insérés dans les plaies. Pas de réunion. Pansement de Lister maintenu par une bande ordinaire. Pas d'appareil inamovible.

Le *8*. — T. matin 37o3, soir 38o. — Premier pansement, absence de pus.

Du *9* au *13*. — La température oscille entre 36°7 et 37•4.

Le *13*. — Deuxième pansement. — Pas une goutte de pus, suppression des drains.

Le *19*. — (Douzième jour). Les plaies sont aux trois quarts cicatrisées. — L'état général ne laisse rien à désirer. — Pansement avec ouate salicylée.

Le *27*. — (Vingtième jour). Cicatrisation définitive. — Premières tentatives de mobilisation.

Exeat le *29 avril*.

A été revu au bout de quinze jours. Mouvements parfaitement libres.

Guérison maintenue au bout de deux ans et demi.

OBSERVATION XXXI. — *Arthrite suppurée du genou gauche. — Evidement du condyle interne du fémur. — Ouverture de l'article. — Pansement antiseptique. — Guérison sans accidents.*

Alfred P.., 6 ans. — Antécédents scrofuleux. Début de l'affection il y a cinq ans. A son entrée à l'hôpital, le genou est en position demi-fléchie, à moitié ankylosé. Il est globuleux, fluctuant au niveau du condyle interne. On diagnostique une arthrite fongueuse consécutive à une ostéite du condyle interne.

Opération le 23 juillet 1880. — Une incision de 6 cent. pratiquée sur le condyle interne met l'os à nu. Celui-ci présente à deux centimètres au-dessus de l'interligne articulaire, un pertuis sécrétant un pus mal lié. On élargit cette fistule avec la gouge et le maillet, et l'on évide toute l'extrémité articulaire du fémur. Bientôt le ciseau pénètre dans l'article ; il s'en écoule une certaine quantité de liquide séro-sanguinolent et des fongosités. Grattage de l'article avec la cuiller tranchante. Lavage avec la solution de chlorure de zinc. Redressement du membre, qu'on fixe sur une attelle postérieure à pédale, pas de réunion, drain ; Lister.

Les suites de l'opération ne présentèrent aucun incident digne d'être signalé. La température resta normale sauf le cinquième jour au soir, où elle atteignit 38o.

2 août, suppression du drain.

Le *12* (20° jour), la plaie, sauf une fistule au niveau du tube, est entièrement cicatrisée, si bien qu'on place un appareil plâtré et qu'on renvoie l'enfant.

3 mois plus tard la fistule est fermée ; le membre présente une ankylose rectiligne, ce qui assurément, est un résultat satisfaisant, eu égard à la gravité de la lésion.

La guérison s'est bien maintenue depuis 16 mois.

Nous avons terminé l'énumération des observations que

nous avons pu recueillir dans les auteurs. Toutes celles qui suivent sont inédites et nous nous faisons un devoir de les rapporter tout au long. Les unes proviennent de M. le professeur agrégé Th. Weiss ; les opérations ont été pratiquées en notre présence, dans son service à l'hôpital Saint-Léon dans le courant de l'année 1883. Les dernières enfin nous ont été obligeamment communiquées par MM. les docteurs Eugène Bœckel et Jules Bœckel.

OBSERVATION XXXII. — *Tumeur blanche suppurée du coude gauche.* — *Abrasion.* (Observation recueillie dans le service de M. le docteur Th. Weiss par M. Croux, interne). (1).

Dubuisson Paul, un an et demi. — Lymphatique, — Apparence chétive. — Pas de renseignements sur le début de la maladie.

Le 1er juillet 1883, on constate l'existence d'une tumeur blanche du coude gauche. Les extrémités osseuses sont notablement augmentées de volume. Point fluctuant à la partie postéro-externe de l'article.

Du côté du genou symptômes analogues. Mais les fongosités sont bien moins développées qu'au coude.

4 juillet. — Opération. — Chloroforme. — Spray phéniqué. — Bande d'Esmarch.

Incision de 3 centimètres sur le point fluctuant à la partie postéro-externe de l'articulation. On tombe dans une cavité irrégulière qui laisse échapper une certaine quantité de pus séreux. Les parois sont tapissées de fongosités. On racle celles-ci avec la cuiller tranchante de Volkmann et l'on voit à découvert le cul-de-sac sous-tricipital qui présente une perforation faisant communiquer l'abcès péri-articulaire avec l'intérieur de l'article. Après avoir agrandi cette ouverture au bistouri on tombe sur des fongosités intra-articulaires que l'on racle de la même manière aussi complètement que possible.

Les surfaces osseuses sont alors largement à découvert.

Contre-ouverture à la partie antérieure de l'épicondyle.

On ne touche pas aux surfaces osseuses.

Lavage de la plaie avec acide phénique à 5 %. — Une couche de gaze phéniquée est appliquée sur la plaie. — Pansement ouaté d'Alph. Guérin.

Nous remercions notre ami A. Croux de la complaisance avec laquelle il a bien voulu nous communiquer le texte de ces observations.

T. soir, 39º 4.

5 juillet. — L'enfant ne semble pas souffrir. — T. matin, 37º8

On ne touche pas au pansement.

8 juillet. — La température a baissé, l'enfant recommence à manger avec appétit.

17 juillet. — On renouvelle le pansement. — Suppuration assez abondante. L'état local est satisfaisant.

13 août. — Pansement. — État local et général satisfaisants. — Le coude a un peu diminué de volume. —Suppuration assez abondante.

29 août. — Depuis quelques jours l'enfant mange avec moins d'appétit et il semble souffrir. — Cependant l'état local est le même.

13 septembre. — Même état général. On constate de la rougeur et du gonflement du coude. L'état général reste toujours assez peu satisfaisant. Actuellement, le petit malade s'est remonté. Le pansement est toujours en place.

OBSERVATION XXXIII. — *Tumeur blanche du genou droit*. — Service de M. le
· Professeur Weiss.

Wendling Georges, 7 ans. — Tempérament scrofuleux. — Pas de renseignements sur la maladie.

Le genou est très tuméfié. Au-dessus de l'extrémité postérieure du condyle externe se trouve une ouverture fistuleuse par laquelle sort un pus séreux abondant.

Les mouvements sont peu étendus, pas de mobilité latérale, pas de craquements.

20 avril 1883. — Appareil à extension continue.

4 mai. — Même situation, mais le malade souffre moins. — Des symptômes de phlegmon péri-articulaire à la partie supéro-externe du genou vont en s'accentuant. La peau s'amincit. T. 38º.

10 mai. — Opération. — Précautions antiseptiques. Incision sur la partie la plus saillante du phlegmon. — Il s'écoule pas mal de pus, puis on tombe dans une cavité sus-aponévrotique remplie de fongosités que l'on racle avec la cuiller de Volkmann.

Après avoir bien nettoyé cette cavité, on s'aperçoit qu'elle communique avec la jointure, qui renferme des fongosités et du pus. On introduit la cuiller par cette ouverture et on enlève le plus de fongosités que l'on peut.

On ne trouve pas de communication avec la fistule postéro-externe. — Lavage de la plaie avec solution phéniquée forte. — Gros drain. — Lister. — Attelle de E. Bœckel.

11 mai. — Pansement, rien à noter dans l'état du genou. T. 38º8.

14 mai. — Pansement, suppuration peu abondante, genou peu douloureux, état général satisfaisant.

A partir de ce moment la température oscille entre 37°2 le matin, et 37°6 à 37°8 le soir.

26 mai. — Enlèvement du drain.

4 juin. — Traction continue pour remédier à une tendance à la subluxation en arrière et en dehors.

21 juin. — Le membre s'est bien redressé.—L'état local est aussi satisfaisant que possible. Pansement tous les 5 ou 6 jours.

7 juillet. — On enlève traction et Lister que l'on remplace par un pansement ouaté. Raies de feu sur la face antérieure du genou.

27 juillet. — On renouvelle le pansement ouaté. L'état du genou est satisfaisant. On y fait de nouveau une application de raies de feu.

18 août. — Le membre recommence à se dévier en arrière et en dehors au niveau du genou.

12 septembre. — Pour remédier autant que possible à la subluxation de la jambe qui s'accentue chaque jour, on replace le membre sur une attelle de Bœckel après l'avoir redressé autant qu'on l'a pu.

15 au 20 septembre. — Les fistules sont totalement fermées. L'état local excellent, sauf qu'au-dessous de la rotule on sent une pseudo-fluctuation en dehors du tendon rotulien.

Incision sur ce point le 20 sept. Pas de pus, quelques fongosités et surtout de la graisse. — Pansement ouaté de Guérin. — Pas le moindre accident.

Actuellement la plaie supéro-externe laisse écouler un peu de pus séreux.

Pansement phéniqué. Attelle de Bœckel.—Du reste l'enfant se porte très bien.

Observation XXXIV. — *Ostéo-arthrite médio-tarsienne.* — Service de
M. le professeur Weiss.

Peyrou Antoine, 25 ans, entre à l'hôpital le *6 décembre 1882*. Au mois de juillet, à la suite d'un faux pas, il aurait eu pendant deux ou trois jours des douleurs assez vives dans le pied. Tout disparut, lorsqu'à la fin d'août le malade s'aperçut que son pied gonflait. La marche était douloureuse. Cet état s'aggrave petit à petit et il entre à l'hôpital, où on lui applique une botte silicatée. Trois semaines après la situation était exactement la même.

9 janvier. — On constate sur le cou-de-pied une tumeur fluctuante située au niveau de l'interligne articulaire médio-tarsien, elle est séparée en bissac par les tendons de l'extenseur commun. — Au niveau de l'articulation la pression est douloureuse. — De plus, on remarque qu'il y a un certain écartement des surfaces articulaires avec mobilité exagérée.

12 janvier. — Incision antiseptique de 3 cent. sur chacune des parties latérales de la poche. Lavage avec chlorure de zinc. On constate que l'articulation est ouverte.

Drain dans chaque ouverture. — Lister.

Le *4 février* la plaie interne était cicatrisée, mais la plaie externe présente des bourgeons exubérants, fongueux. On se décide à intervenir plus activement.

16 mai. — Opération. — Précautions antiseptiques.

On agrandit la plaie au bistouri et l'on pénètre dans une cavité fongueuse formée par le sinus du tarse. — Raclage. — On tombe sur un os dénudé et mobile qui paraît être le scaphoide.

Deuxième incision sur le côté interne, on rencontre le scaphoide entouré de fongonsités. — On le mobilise facilement et on l'extrait avec un davier.

Les articulations cunéennes sont intactes mais la calcanéo-cuboidienne paraît malade. — Troisième incision sur le bord externe du cuboide, et rugination de l'os.

Lavage avec chlorure de zinc (1/10), puis avec acide phénique à 1/20. — Drain dans chaque plaie.

Pansement avec compresses phéniquées, gutta-percha et coton. Attelle postérieure.

17 mai. — Le pansement est sali par de la sérosité sanguinolente. — On le remplace par un Lister.

18 mai. — L'opéré souffre beaucoup. — Les bords des plaies sont tuméfiés. Pas de suppuration.

19 mai. — La tuméfaction envahit tout le dos du pied et la partie inférieure de la jambe. Rougeur tout le long du membre. — Engorgement ganglionnaire dans l'aine. (Voir tab. de la temp.) — On remplace le pansement de Lister par le pansement antiseptique ouvert de Verneuil avec pulvérisations phéniquées plusieurs fois par jour pendant une heure.

20 mai. — Insomnie. — Inappétence, facies très altéré. — La rougeur inflammatoire remonte jusqu'au milieu de la jambe. La suppuration est tarie.— Même pansement.

22 mai. — La rougeur a diminué. — La température est moins élevée, les plaies suintent un peu.

25 mai. — La lymphangite a bien diminué. — Les plaies suppurent abondamment.

27 mai. — Depuis hier soir, hoquet incessant. — Potion de Rivière.

30 mai. — Les hoquets ont cessé. Température normale. — Le malade se remonte. — Le gonflement du pied a beaucoup diminué. — Ablation du drain interne.

4 juin. — Les plaies suppurent abondamment. — Pansement de Lister tous les matins.

6 juin. — La température remonte à 40°. — Inappétence et insomnie absolues. — Pseudo-menbranes jaunâtres sur les plaies dont les bords sont tuméfiés et violacés. Gonflement de tout le dos du pied.

10 juin. — Même état. — Injections sous-cutanées de bromhydrate de quinine, solution au 1/10.

14 juin. — Même situation. — On recommence le pansement antiseptique ouvert.

15 juin. — La température a subi une baisse remarquable.

20 juin. — Pulvérisation jour et nuit. — Les urines présentent une légère teinte olivâtre. — L'appétit revient. — L'enduit pseudo-membraneux existe toujours. Le gonflement a diminué.

22 juin. — L'état local et général est redevenu satisfaisant. — *Pansement ouaté.* — Le malade reprend rapidement bonne mine. — Les plaies ont bon aspect. — Temp. normale.

2 juillet. — On renouvelle le pansement tous les trois ou quatre jours. —

Août. — La situation reste la même. — Les plaies sont très fongueuses. — Aucune tendance à l'amélioration. — L'état général tend à décliner un peu. — L'appétit laisse à désirer.

Septembre. — Amputation de Syme. — Actuellement l'opéré est en bonne voie de guérison et l'état général est excellent.

Chez cet opéré l'arthrotomie simple n'a provoqué aucun accident. Mais il est certain que déjà à ce moment d'autres articulations étaient en train de devenir malades. La dissection du pied a montré que tout le tarse était transformé en une bouillie fongueuse avec destruction à peu près complète des cartilages et des os. L'articulation tibio-tarsienne elle-même renfermait des fongosités. L'amputation était, dans ces conditions, l'unique ressource, et en définitive l'insuccès n'est que relatif. Le principal intérêt de l'observation réside dans la marche de la température sous l'influence des pulvérisations d'acide phénique. Nous ne pouvons résister au désir d'en donner le tracé, simplement à titre de document, et sans vouloir étudier autrement le fait ; notre sujet ne nous permettant pas d'entrer dans des développements sur une pareille matière.

OBSERVATION XXXV.— (Inédite.— Communiquée par M. le docteur E. Bœckel).
Arthrite fongueuse du genou gauche. — Arthrotomie. —Puis amputation de cuisse.

Weiss, Émilie, 6 ans, anémique, tempérament lymphatique. — Pas d'antécédents héréditaires.

L'affection date de deux mois et est survenue à la suite d'une chute. — Elle est caractérisée à son entrée à l'hôpital le *16 février 1873*, par une tuméfaction générale du genou qui est fléchi à angle droit ; douleurs assez vives, — marche impossible.

On applique une traction de 2 kilos. — On constata ensuite un point fluctuant au bord inféro-externe de la rotule. La ponction donna un résultat négatif, mais on vit du pus sur la canule. T. entre 37°3 le matin et 38°8 le soir. — Dans la nuit du *4* au *5* mars, il se forma à la partie externe du genou au niveau de l'insertion du biceps, deux petites fistules qui donnèrent issue à une certaine quantité de pus. T. 38° et 39°4.

Le *8*, on réunit par une incision les deux fistules. Ouverture d'une poche sous-cutanée. Ecoulement de pus verdâtre bien lié. On peut pénétrer dans l'articulation. — Drain. — Injection d'eau phéniquée à 1/20. — Suppression de la traction.

La suppuration n'augmente pas, mais l'état général de la malade baisse considérablement. — Douleurs vives. — Inappétence. Température reste aussi élevée.

Le 15 mars. — Opération. Anesthésie, bande d'Esmarch. — M. Eug. Bœckel taille un lambeau antérieur comprenant la rotule, comme dans l'Observation XL. — Section des ligaments latéraux. — Les cartilages sont intacts. — Nettoyage de toute la plaie avec chlorure de zinc au 1/10. — On place dans l'articulation un gros tampon de ouate salicylique. — Pansement ouaté bien serré. — Attelle externe.

La température, à la suite de l'opération, descendit à 37°4 le matin et 38°3 le soir. — Mais l'état général ne s'améliora guère. Si ce n'est que les douleurs étaient moins vives.

Le *18*, pansement.

Le *20*. — Id. La plaie est baignée par le pus, mais elle granule bien. — Le lambeau est rabattu sur l'articulation.

22. — Pansement. — Les condyles fémoraux sont en partie dénudés, ainsi que le plateau du tibia, le ligament croisé interne presque entièrement nécrosé.

T. 40°2 le soir.

En présence de cette élévation de température et de l'état général, M. E. Bœckel se décide à amputer la cuisse.

Amputation le 24 mars. — Lambeau antérieur comprenant la rotule et petit lambeau postérieur.

Après des alternatives de haut et de bas, la malade guérit.

Le *30 avril* le moignon était complètement cicatrisé. On constate à cette époque des phénomènes de tuberculose pulmonaire.

Exeat le 7 juin.

OBSERVATION XXXVI.— (Inédite. Dr Eug. Bœckel). *Arthrite fongueuse du genou. Gougeage.*

Firmery, Joséphine, 55 ans. — L'affection date d'environ cinq ans. — Il y a un an, il se forma une fistule au niveau du condyle externe du fémur, et peu après une seconde au condyle interne. — Traitement ordinaire sans succès.

Actuellement, *28 novembre 1878,* on constate que le genou est très volumineux. — La jambe légèrement fléchie. — Les fistules suppurent abondamment.

Traction avec 4 kilogs. — Pour tarir la suppuration M. Bœckel se décide à intervenir pour éliminer les parties osseuses malades.

8 janvier 1879. — Opération. — Incision passant par la fistule interne. — On tombe sur la face interne du condyle interne qui présente un petit point dénudé que l'on racle avec la cuiller tranchante.

Deuxième incision au côté externe. Ici les lésions sont plus avancées. Le fémur est subluxé en avant, et le condyle est dénudé sur une surface grande comme une pièce de un franc. — On enlève les parties malades avec la gouge et le maillet. — Lavage de la plaie avec chlorure de zinc au 1/10.

Un drain dans la plaie interne. — Deux dans la plaie externe. — Lavages phéniqués. — Pansement avec silk et mousseline phéniquée. — Traction de 2 kilogs. — T. 37o8.

9 janvier. — La malade n'accuse pas de douleurs. T. 38°.

Jusqu'au *12* la température se maintient dans les environs de 37o8.

Le *12.* — Premier pansement. — La plaie est recouverte d'un enduit grisâtre (dans le lit voisin se trouve un enfant atteint de diphtérite, on le déplace le soir même). — Lavage avec chlorure de zinc. — Douleurs à la pression.

13 janvier. — Pansement quotidien. — On supprime un tube de la plaie externe et on raccourcit celui de la plaie interne. — La couenne n'a pas augmenté. T. matin, 38°, soir 39o1.

15. — Suppression du drain interne.

La température, à partir de cette époque, ne monte plus que de temps en temps à 38° le soir.

L'état général est satisfaisant.

18. — On remplace le tube externe par un autre de plus petit calibre. — Suppuration abondante.

Un abcès se forme près de la plaie extense le *1er février*, il s'ouvre spontanément. — Drain.

La suppuration diminue toujours petit à petit.

10 mars. — Nouvel abcès à la face supéro-externe du genou ; ouverture. —
On trouve un point osseux dénudé que l'on rugine.

25 mars. — Suppression de tous les tubes. — Appareil inamovible.

Plus rien de particulier à noter. — La malade sort le *16 mai* avec son
appareil et des béquilles. Il y a encore un peu de suppuration par la fistule
externe mais le stylet n'arrive pas sur les os.

OBSERVATION XXXVII. — *30 mai 1881*. — Paul F..., 3 ans. — Arthrite
fongueuse du genou droit, traitée depuis une année par des appareils
inamovibles et des injections hypodermiques phéniquées.

Le 30 mai il revient avec une fistule vers le condyle externe du fémur, avec
masse fongeuse sous-jacente. Grattage qui conduit à 3 ou 4 cent. de profondeur
dans l'interligne articulaire, sur un point osseux malade. — Crayons d'iodoforme.
— Guérison en quelques semaines.

En *septembre 1883*, l'enfant est ramené, guéri, le genou raide, mais il a
toujours besoin d'un appareil à tuteurs latéraux, sinon le genou se met en
valgus.

OBSERVATION XXXVIII. — *12 mai 1882*. — Gries, Marie, 37 ans. — Arthrite
tibio-tarsienne fongueuse. — Incisions. — Grattage. — Iodoforme. — Phlegmon
de la jambe. — Amputation de la jambe, le 29 mai. — Guérison lente.

OBSERVATION XXXIX. — *29 mai 1882*. — Gebel, Joseph, 47 ans. — Arthrite
suppurée chronique du genou droit ; abcès remontant jusqu'au quart supérieur
de la cuisse et contournant dans le creux poplité. — Double incision large du
genou, et huit contre-ouvertures. — Grattage. — Désinfection. — Iodoforme.
7 février, il faut amputer la cuisse ; *mort le 14 février*. Aucun indice de
pyohémie ni de septicémie à l'autopsie.

OBSERVATION XL. — (*Inédite. — Communiquée par M. le Dr J. BOECKEL.*)
*Arthrite fongueuse du cou-de-pied. — Carie de la poulie de l'astragale. —
Arthrotomie tibio-tarsienne. — Évidement de l'astragale. — Pansement à
l'iodoforme. — Guérison sans fistule avec persistance des mouvements.*

Eva Klein, 2 1/2 ans. Arthrite fongueuse du cou-de-pied droit, datant de 8
mois, carctérisée par : gonflement de l'articulation tibio-tarsienne, pseudo-fluctuation, douleur pendant les mouvements de flexion et d'extension ; pas de rougeur
des téguments, ni de fistule. Blépharite chronique ; ganglions du cou

engorgés. Pas d'antécédents héréditaires. Divers traitements ont été employés sans succès ; pointes de feu ; badigeonnages avec teinture d'iode ; immobilisation.

Arthrotomie le 30 septembre 1882, à la Maison de santé des Diaconesses. — Chloroformisation. — Précautions antiseptiques, moins le spray. — Tube d'Esmarch. — *Incision de 3 cent.* à la partie antérieure de l'article et à un demi travers de doigt en avant de la malléole interne. Le milieu de cette incision est situé à un travers de doigt au-dessus de la pointe de la malléole et occupe à peu près le milieu de l'espace compris entre ce point et le tendon du jambier antérieur. Écoulement d'une très· faible quantité de pus crémeux, à peine quelques gouttes ; la synoviale qui est recouverte de fongosités est grattée avec la cuiller tranchante. Chemin faisant on constate que la poulie astragalienne est rugueuse et dépouillée de cartilages : on l'évide avec la curette et on pratique la même opération sur la surface articulaire du tibia. Extraction de nombreux fragments osseux cariés. *Contre-ouverture de 2 cent.* en avant de la pointe de la malléole externe. Les gaînes des différents tendons de la région n'ont été ni lésées ni même vues au cours de ces manœuvres. On achève le curage de l'article et après y avoir promené une petite éponge montée, imbibée de chlorure de zinc au 1/10, on place dans chaque incision un bout de drain de 2 cent. 1/2 à 3 cent. Pas de réunion. L'articulation est saupoudrée avec *deux* grammes d'iodoforme cristallisé, puis pansée avec de la gaze iodoformée, du coton hydrophile ; gutta-percha et tarlatane apprêtée. Le tube d'Esmarch n'est enlevé qu'une fois le pansement terminé. Pas de ligatures. — Élévation verticale du membre pour parer à l'hémorrhagie, pendant 6 heures.

Le soir, l'enfant retourne avec son père dans son village pour ne revenir que quatre jours plus tard.

4 octobre (quatrième jour), premier pansement, pas une goutte de pus, rien qu'un peu de sang desséché dans la mousseline. Enlèvement définitif des deux drains, appareil plâtré, fenêtré au niveau des incisions. — Pansement iodoformé *ut suprà.*

11 octobre (onzième jour). deuxième pansement, pas trace d'écoulement
Les plaies sont recouvertes de bourgeons charnus.

18 octobre, troisième pansement. La plaie du côté externe est entièrement cicatrisée. Celle du côté interne est nivelée : on y passe le crayon de nitrate et on panse avec du coton.

Le 26. Cicatrisation absolue et définitive sans fistule. On maintient l'appareil plâtré pendant 3 semaines encore.

Le 20 novembre. — Enlèvement de l'appareil plâtré. — *Les plaies sont entièrement fermées.* On exerce l'articulation en lui faisant exécuter des mouvements réguliers.

Quinze jours plus tard la petite opérée marche seule.

Mouvements de flexion et d'extension parfaits. — Guérison bien maintenue depuis lors.

OBSERVATION XLI. — (Inédite. Dr J. Bœckel.) *Arthrite fongueuse du cou-de-pied.* — *Arthrotomie.* — *Évidement de la poulie astragalienne.* — *Pansement iodoformé.* - *Guérison sans fistule avec conservation des mouvements.*

Auguste Faust, 3 ans et demi, entre le 3 février 1883 dans le service des enfants (salle 103 bis). — Arthrite fongueuse tibio-tarsienne datant de plusieurs mois et traitée sans succès par l'immobilisation. Au niveau de la malléole interne existe une tuméfaction plus considérable qu'au côté externe. On ne sent pas les saillies osseuses, tant le gonflement est marqué.

Peau rouge, chaude : imminence d'abcès.

Arthrotomie, ut suprà. — *6 février.* — L'articulation contient une notable quantité de pus crémeux. Evidement de la poulie astragalienne, qui est malade, avec la curette de Volkmann. L'opération est pratiquée et achevée de la même façon qu'il a été dit dans l'observation précédente (XL). Contre-ouverture le long du péroné, en avant de cet os. Pas de réunion, drainage. — Pansement iodoformé. — Appareil plâtré.

Le 6.   soir 37°5.
Le 7. mat. 37°8 — s^r 37°5.
Le 8. — 37°3 — — 37°7. — 1er pansement, enlèvement du tube ex-
             terne, sérosité très abondante.
Le 9. — 36°7 — — 37°4.
Le 10. — 36°4 — — 36°7.
Le 12. — 36°5 — — 37°».
Le 13. — 36°8 — — 36°9.
Le 15. — 36°5 — — » ». — 2e pansement. — Enlèvement du tube
             interne. La contre-ouverture est cica-
             trisée aux trois quarts.
Le 24. — » » — — 38°5. — Le petit opéré est agité, et se plaint de
             douleurs dans le pied.
Le 25. — » » — — 39°2.

3° pansement. — Les plaies sont presque cicatrisées, mais il existe entre le tendon d'Achille et le bord postérieur de la malléole une tuméfaction rougeâtre, indice d'un abcès en voie de formation.

Le 1er mars. — Incision de l'abcès. — Drainage. Au bout de quelques jours, la fièvre tombe, mais la place de l'abcès reste fistuleuse pendant près de deux mois et ne se ferme définitivement que le 25 avril.

Quelques jours plus tard le petit Faust se lève et au bout de quinze jours, il se sert de son membre avec la plus grande aisance.

Guérison bien maintenue jusqu'à présent.

OBSERVATIONS XLII et XLIII. — (Inédites. Dr Jules Bœckel). *Carie de la poulie astragalienne des deux côtés. — Arthrite fongueuse suppurée consécutive. — Double arthrotomie. — Pansement iodoformé. — Guérison sans fistule. — Mouvements conservés.*

Philippe N... (de Hœrdt), 2 ans et demi, m'est adressé par le Dr Vosselmann, de Brumath, dans le courant du mois d'avril dernier, pour les lésions indiquées. Je le fais entrer au Diaconat pour l'y opérer, avec l'intention de le renvoyer chez lui dans le courant de la soirée.

L'arthrotomie pratiquée le 21 avril, à gauche, selon le mode indiqué dans l'observation XL, n'offre rien de particulier. L'articulation renferme une cuiller à café de pus environ, mêlé à des fongosités. La poulie astragalienne comme dans les cas précédents est cariée. On l'évide avec la cuiller de Volkmann. Opération terminée *ut suprà*. Désinfection avec chlorure de zinc 1/10, ni ligatures, ni sutures. — Deux drains. — Enlèvement de l'Esmarch après le pansement. — Elévation verticale du membre de onze heures à cinq heures du soir. — Pas d'appareil plâtré. — Pansement iodoformé, maintenu à l'aide d'une bande de tarlatane apprêtée. A cinq heures du soir le petit opéré quitte la maison de santé.

Quatre jours plus tard (25 avril) on l'amène pour le faire panser. — Pas de pus.

Le 2 mai. — Deuxième pansement. — La région tibio-tarsienne est tuméfiée, rougeâtre, plaies blafardes. — Suppuration assez abondante.

L'immobilisation par un appareil plâtré fait rentrer les choses dans l'ordre, et lorsque six jours plus tard le jeune N.... m'est amené pour la troisième fois, le gonflement a disparu, et les plaies ont repris bon aspect. A dater de ce jour les drains sont définitivement supprimés.

Le 15 mai. — Troisième pansement : presque plus de suppuration, — plaies aux deux tiers cicatrisées.

Le 10 juin. — Arthrotomie du côté droit comme précédemment. A gauche il existe une fistule au niveau de la malléole interne. Les plaies du côté droit sont définitivement cicatrisées le 15 août. Pas de fistules. — Mouvements rétablis des deux côtés.

OBSERVATION XLIV (Inédite, D^r Bœckel). *Carie de l'astragale. — Arthrite suppurée et fongueuse du cou-de-pied. — Evidement de l'astragale après arthrotomie préalable. — Guérison. — Fistules persistant au bout de trois mois.*

Charles H...., 4 ans 1/2. — Opéré à domicile le 18 juin 1883. — Évidement de la presque totalité de l'astragale avec la cuiller tranchante. — Contre-ouverture au côté externe. — Opération terminée comme dans les cas précités. — Pansement iodoformé.

Dans le *courant de juillet,* incision d'une série d'abcès sur le dos du pied.

Le 10 août, incision de deux ganglions suppurés, du cou.

Le 30, débridement d'un abcès ganglionnaire de l'aisselle.

A cette époque les plaies de l'arthrotomie tendent à devenir fistuleuses. Il se forme un abcès ossifluent sur le dos de la main droite, et un autre au niveau de l'apophyse mastoïde. Etat général très satisfaisant, malgré ces lésions multiples.

OBSERVATION XLV. (Inédite. — Dr J. Bœckel.) — *Arthrite suppurée et fongueuse, consécutive à un traumatisme du genou. — Arthrotomie par dissection d'un grand lambeau rotulien. — Guérison par ankylose. — Genou valgus consécutif. — Ostéotomie du fémur d'après Mac-Ewen. — Guérison sous deux pansements.*

Schmitt Georges, 19 ans, entre le 3 février 1881 à la maison de santé des Diaconesses, pour un coup de feu dans le genou, reçu dans la nuit de la Saint-Sylvestre (31 décembre 1880).

Le malade est profondément anémié, cachectique, amaigri. Au côté interne de l'articulation du genou, qui est profondément tuméfiée, existe une plaie irrégulière de la grandeur d'une pièce de 1 franc, située à deux travers de doigt du bord interne de la rotule et près de l'extrémité de son bord supérieur. Il s'en écoule un liquide fétide, sanieux, mal lié, contenant des détritus gangréneux, les bords de la plaie sont déchiquetés, taillés à pic, grisâtres. — Deux plaies à peu près semblables, mais plus petites, existent à la partie supérieure du cul-de-sac sous-tricipital. La gravité de la situation réclame l'amputation de la cuisse. Le malade ne pouvant s'y résoudre, je lui propose de lui pratiquer l'arthrotomie du genou que j'exécute le *5 février,* suivant le procédé mis en usage dans un cas analogue.

(Voir observation XXVIII, d'arthrite suppurée, par M. J Bœckel.)

Opération. — Chloroformisation. — Précautions antiseptiques. — Pas de spray, pas d'Esmarch. — Dissection d'un vaste lambeau à concavité supérieure intéressant le ligament rotulien et comprenant la rotule dans son épaisseur. Ce lambeau, dont la dissection fut poursuivie jusqu'au-dessus des condyles fémoraux fut relevé en haut et rabattu sur la cuisse : de cette manière, l'intérieur de la jointure fut des plus accessibles. Je constatai les dégâts suivants : ligaments croisés en partie corrodés par d'abondantes fongosités ; pus en grande abondance, fétide ; synoviale boursouflée, rougeâtre, recouverte de granulations pâles rappelant les fongosités de l'arthrite fongueuse. Cartilages fémoraux en partie détruits. Fléchissant le genou pour bien voir le creux poplité, j'y découvris un foyer de pus qui avait fusé jusque vers le mollet. Grattage de l'article avec cuiller de Volkmann. — Nettoyage des différents culs-de-sacs. Contre-ouvertures au nombre de six, dont 4 à la jambe. — Drainage d'outre en outre. — Désinfection avec chlorure de zinc 1/10. La plaie est laissée béante. — Entre les lambeaux j'interpose un tampon de gaze phéniquée. — Pansement de Lister. — Immobilisation du membre avec une attelle à pédale.

Le soir. 39° 9.

Le *6*. T. m. 38° 2. T. s. 38°.

Le *7*. T. m. 37° 4. T. s. 38°. Pansement quotidien.

Le *8*. T. m. 36° 5. T. s. 27°.

Au bout de 8 jours on remplace les drains d'outre en outre par des bouts de tubes courts. Les plaies bourgeonnent bien et secrètent peu de pus. État général satisfaisant.

Dans la suite il n'y eut aucun incident digne d'être noté.

Le 10 mars. — Le dernier tube à drainage est retiré.

CHAPITRE II

RÉSULTATS GÉNÉRAUX

ARTHRITES AIGUES.

Avant d'entrer dans des détails d'analyse, examinons tout d'abord les enseignements que nous pouvons retirer des chiffres.

Nous avons noté *38* cas d'arthrites aiguës traitées par l'arthrotomie antiseptiqne.

Sur ces *38* cas, nous comptons 4 morts, 3 amputations consécutives et *1* résection. — En tout 8 insuccès qui nous donnent une moyenne totale de *21* % avec *10,5* % de mortalité.

Les amputations que l'on fut obligé de pratiquer, se firent : la première 22 jours, la seconde 35 et la dernière 9 jours après l'incision. — La résection eut lieu 11 jours plus tard. Une des amputations se termina par la mort.

Si nous cherchons maintenant à classer ces différents cas d'après l'usage des sujets, nous arrivons aux résultats suivants.

Le plus jeune des opérés avait 4 semaines, le plus âgé, 51 ans.)

1. De 4 semaines à 10 ans. 9 *cas* { 8 guérisons. / 1 amputation.

2. De 10 ans à 20 ans .... *9 cas* { 5 guérisons. / 2 morts (22 °/₀) / 2 amputations.

3. De 20 ans à 30 ans .... *9 cas* { 9 guérisons.

4. De 30 ans à 51 ans .... *6 cas* { 3 guérisons. / 2 morts (33 °/₀) / 1 résection.

On voit du premier coup d'œil (autant on peut en conclure d'après un aussi petit nombre de cas) que l'opération donne ses meilleurs résultats chez l'enfant et chez l'adulte jusque trente ans. Chez l'adolescent le chiffre des insuccès monte immédiatement à des proportions considérables, et à partir de trente ans la moyenne arrive à son maximum, puisque nous constatons 50 0/0 d'échecs (dont 33 0/0 de mort en chiffres ronds).

Le fait est assez intéressant pour être noté et scruté avec soin. Une analyse impartiale des observations nous en donnera, je crois, l'explication. Rappelons-les brièvement.

Le premier cas de mort (Obs. LXIII) survint chez un jeune homme de dix-neuf ans atteint d'une ostéo-périostite phlegmoneuse du fémur. L'état général était grave, malgré cela l'incision amena une amélioration immédiatē ; mais les phénomènes généraux reprennent le dessus et le patient meurt trois semaines environ après l'opération.

Dans la deuxième (Obs. XXXV) la mort eut lieu chez une jeune fille de douze ans atteinte d'une ostéo-périostite diffuse suraiguë du fémur, le genou s'enflamma. Arthrotomie ; le malade succombe le lendemain.

Le troisième cas s'observa (Obs. IX) chez une femme enceinte, de trente-quatre ans, il semble que l'opération ait réussi puisque ce n'est que cinquante jours après que l'inflammation reparut, alors que la malade venait d'accoucher ; l'on n'intervint pas de nouveau et elle mourut.

Enfin le quatrième et dernier (obs. X) se rapporte à un homme de cinquante et un an, débilité. Nous ne savons pas trop à quelle cause rattacher l'inflammation du genou qui datait de huit semaines : ce qu'il y a de certain c'est qu'à son entrée à l'hôpital on reconnut nettement l'existence d'une arthrite purulente. La température oscillait entre 39º et 40º. On incisa et on appliqua un pansement salicylé. La fièvre persista, il survint un érysipèle très étendu et le malade mourut le vingt-septième jour d'œdème pulmonaire.

Les trois cas d'amputations étaient très graves. Nous n'avons de renseignements que sur deux. (Obs. VII — Obs. XXXI). Les lésions étaient très avancées, le pus avait fusé hors de la capsule ; dans le second, une autre articulation était également suppurée. N'oublions pas de faire remarquer que ces arthrites étaient la suite d'érysipèles graves.

Dans les quatre observations suivies de décès l'arthrite a donc été consécutive deux fois à une inflammation de voisinage, deux fois à un état général particulier.

L'incision du genou n'a pu évidemment rien faire contre ces causes : dirigée exclusivement contre une lésion locale, il n'était pas en son pouvoir d'influencer heureusement la maladie primitive, causale. De plus, nous ferons observer que, dans le dernier cas on a employé un pansement à l'acide salicylique, et d'après certains auteurs il a un pouvoir antiseptique insuffisant (voir Obs. III) ; est survenu alors un érysipèle, qui n'a pas été sans aggraver la situation ; tandis que cet accident n'arriverait jamais, au dire des Listériens convaincus avec le pansement type à l'acide phénique. Théoriquement, c'est peut-être vrai, mais il faut toujours faire la part des fautes inévitablement commises dans un service d'hôpital où le chirurgien ne peut pas tout surveiller par lui-même. La moindre infraction aux règles établies suffit pour amener une complication, et il nous semble que l'on doit toujours compter avec cette possibilité.

Aussi, sans qu'il soit besoin de mettre en doute la puissance antiseptique de l'acide salicylique, pouvons-nous expliquer d'une façon assez satisfaisante la cause de la mort dans le cas dont il s'agit et avancer que l'arthrotomie n'a pas dû y être pour beaucoup.

Dans le cas qui précède, nous croyons que l'incision est absolument hors de cause : le temps qui s'est écoulé entre l'opération et la réapparition des accidents est assez long pour que l'on puisse admettre qu'il s'est agi d'une nouvelle arthrite développée sur un point faible, sous l'influence de l'état puerpéral. On n'est pas intervenu alors, et c'est un tort à notre avis, car l'Obs. XVI prouve que l'arthrite purulente puerpérale peut être rapidement guérie par l'incision antiseptique et le drainage. Nous pourrions donc à la rigueur ne pas faire entrer cet insuccès en ligne de compte, mais l'observation n'est pas assez détaillée pour que nous puissions être affirmatif.

Cette analyse des faits nous explique aussi pourquoi le taux de la mortalité est si élevé dans l'adolescence. Dans les deux cas de mort on sait qu'il s'agissait d'ostéopériostites phlegmoneuses du fémur : or, ces maladies ont leur maximum de fréquence à cet âge de la vie ; toutes deux étaient graves, l'une suraiguë. La mort s'explique donc tout naturellement par la nature des lésions sans qu'il soit nécessaire d'incriminer l'arthrotomie, et en résumé, sans vouloir chercher à nier complètement l'action fâcheuse de cette opération, nous arrivons à en conclure ceci : c'est que dans les cas où l'arthrite s'est développée sur un mauvais terrain, dans les cas où elle aura été l'effet d'une maladie inflammatoire voisine, la mort devra être attribuée pour la plus grande part à ces conditions étiologiques.

Il nous reste, ceci étant dit, à passer en revue les résultats au point de vue fonctionnel.

La conservation des mouvements a été notée *25* fois, *3* fois l'ankylose a suivi la guérison, enfin, dans les 2 cas restants, aucune indication à ce sujet.

Il semblerait, d'après les renseignements, trop souvent incomplets, que donnent les auteurs de nos observations, que les meilleurs résultats sont obtenus dans l'enfance et dans la première partie de l'âge adulte, mais il n'y a absolument rien de fixe. Tout dépend de l'époque de l'intervention et de l'état des lésions existantes, ce qui se conçoit déjà *à priori*. Si nous considérons, en effet, les cas de terminaison par ankylose, nous voyons (obs. XIV, XXVIII, XXX) qu'il s'agissait d'arthrites suppurées graves ayant débuté déjà depuis très longtemps (trois semaines et plus) au moins chez les deux premiers opérés. Les éléments constitutifs de la jointure devaient être profondément modifiés par l'inflammation, recouverts de bourgeons charnus, les tissus péri-articulaires indurés ; la cicatrisation ne pouvait évidemment se faire sans amener la formation des liens fibreux, et peut-être même osseux, qui ont consommé l'immobiliation définitive du genou. Sans compter que dans l'observation XXVIII, le procédé opératoire employé devait fatalement amener l'ankylose; ce qui était déjà un fort beau résultat.

En général, dans les cas sérieux, aussi bien que dans les cas les plus bénins en apparence, il y a tantôt conservation complète des mouvements, tantôt une simple gêne, tantôt une réduction, des trois quarts et même plus, de l'amplitude normale. Cependant, on peut dire que les probabilités de conservation sont en raison inverse de la durée du traitement. Mais il ne faut pas trop y compter, et le chirurgien dans tous les cas devra prendre certaines précautions, que nous indiquerons plus loin, pour mettre le plus de chances de son côté, tout en réservant le pronostic.

Ceci nous amène à dire deux mots de la durée du traitement. Les chiffres ne nous apprennent pour ainsi dire rien. Autant de cas, autant de différences. Le minimum a été de 15 jours, le maximum 6 mois, mais chez ce dernier (Obs. XXV) il est survenu des complications. Dans les cas simples, la moyenne serait en général de 40 à 50 jours. Tout dépend encore de l'état plus ou moins avancé de la lésion, de la constitution du sujet, peut-être de la cause (il semblerait, d'après nos observations, que les arthrites traumatiques sont celles qui mettent le temps le plus court à guérir : nous n'osons rien affirmer, les documents détaillés nous faisant défaut); l'âge du sujet ne paraît avoir aucune influence.

Le moment serait venu maintenant d'examiner les indications opératoires de l'arthrotomie, basées sur nos recherches, mais il nous semble préférable de consacrer un paragraphe spécial à cette question, et c'est par lui que nous terminerons notre revue générale.

Hydarthroses

Avec l'hydarthrose commence l'analyse des résultats obtenus dans le traitement des arthrites chroniques.

Le nombre des cas est trop restreint pour que l'on puisse conclure définitivement. Cependant, il faut bien le reconnaître, les succès sont fort beaux et bien faits pour encourager les opérateurs.

Sur *neuf* arthrotomies nous comptons *neuf* succès (nous ne parlons pas de notre observation d'hémarthrose, sur laquelle nous avons suffisamment insisté), et chaque fois, au point de vue fonctionnel, la réussite a été complète. Il est même très curieux de voir avec quelle facilité une capsule articulaire et des ligaments longtemps distendus et tiraillés, reprennent leur solidité et leur souplesse primitive. Une seule fois (Obs. V) il a persisté une mobilité latérale qui a nécessité l'emploi d'une genouillère. Partout ailleurs l'articulation a récupéré sa force et sa mobibilité normales.

Nous n'aurons qu'une seule remarque à ajouter, et cela à propos du cas nº 4 (Poinsot). Nous ne rappellerons pas les détails de l'opération, on se souvient sans doute qu'à la fin du traitement le genou de l'opéré s'est légèrement gonflé, qu'un épanchement s'est reproduit, etc. ; bref, M. Lannelongue a exprimé la crainte de voir évoluer une tumeur blanche. M. Piéchaud, qui rapporte l'histoire du malade, se demande si l'intervention a été pour quelque chose dans cette terminaison. La question est assez délicate à résoudre : nous ferons remarquer que l'on avait déjà constaté à l'ouverture du genou des lésions des os et de la synoviale, assez avancées. De plus, le malade était manifestement scrofuleux ; et l'on pourrait tout au plus admettre que le traumatisme a donné un coup de fouet à une affection dont les allures insidieuses et lentes n'avaient pas fixé l'attention, portée d'ailleurs surtout sur l'épanchement qui formait la lésion principale. Quant à avoir été la cause déterminante, nous ne le croyons pas, et pour les mêmes motifs. Du reste, il fallait bien intervenir ; et puis, peu nous importe au fond, il en ressort toujours ce fait, essentiel pour nous, c'est que l'épanchement a disparu, et cela sans complication immédiate, sans accident. Le succès de la méthode antiseptique est tout aussi complet et tout aussi évident que dans les autres cas les plus favorables.

Quant à ce qui a rapport à l'âge des malades, et à la durée du traitement, nous n'avons rien de particulier à signaler. La moyenne d'âge était de dix-neuf à quarante-six ans. Le traitement a varié entre sept jours et deux mois, sans que l'on puisse établir entre ces données une liaison quelconque.

Pour le genou, comme pour la main ou le coude, les conditions ont été les mêmes, et le pansement phéniqué a donné les mêmes résultats. Ce que nous avons dit au sujet des arthrites suppurées doit s'appliquer en partie à cette sorte d'affection.

ARTHRITES FONGUEUSES.

Nous rapportons 45 cas d'arthrites fongueuses traitées par l'arthrotomie antiseptique telle que nous l'entendons.

Sur ces *45 cas*, nous observons :

      3 morts (6,6 0/0) ;

      3 amputations ;

      1 résection.

Ce qui nous donne un total de 7 insuccès absolus (17,7 0/0) et un taux de mortalité de 6,6 0/0.

Ces cas de morts sont survenus à différentes périodes de la vie. Une fois (Obs. V), l'issue fatale a été le fait d'une tuberculose pulmonaire chez un enfant de deux ans. La seconde fois, il s'est déclaré, un mois après l'opération, une pleuro-pneumonie accidentelle qui a enlevé le malade, âgé de 45 ans (Obs. IV). Enfin, le troisième cas est celui de ce jeune homme de 16 ans (Obs. IX), chez lequel il avait été impossible de diagnostiquer exactement la lésion, par conséquent de faire une opération appropriée, et qui mourut 13 jours après en présentant des symptômes nerveux assez insolites. Nous avons indiqué l'opinion de l'auteur à ce sujet, et nous ne trouvons rien de plus à en dire. Quant à l'Obs. XXI, où l'opéré mourut d'intoxication phéniquée, on comprend que nous ne pouvons la mettre sur le compte de l'arthrotomie.

Pour les amputations et la résection (Obs. XXXIV XLI, XLIV, XLV, VI), les détails nous font défaut, et il nous est impossible de les juger en connaissance de cause.

De sorte que, tout compte fait, l'influence fâcheuse du traumatisme opératoire ne pourrait guère être admise que dans deux cas (Obs. V et IX).

Dans cette étude du traitement des arthrites fongueuses, la seule question vraiment intéressante est celle des résultats fonctionnels, maintenant qu'il saute aux yeux que l'ouverture peut s'exécuter à peu près impunément. Le problème est assez complexe, et l'analyse des faits semble démontrer qu'il faut faire intervenir trois facteurs pour sa solution : 1° L'âge du malade ; 2° La variété d'articulation atteinte ; 3° Le pansement employé.

L'âge de la maladie ne paraît avoir d'influence, et encore une influence très vague, que sur la durée du traitement; nous en dirons un mot plus tard.

Quant à ce qui regarde les arthrites fongueuses franchement suppurées et incisées, les observations nous manquent pour en faire un paragraphe spécial. Notre étude portera donc tout à la fois et sans distinction sur ces quelques cas et sur ceux dans lesquels'on a associé à l'incision, le grattage des fongosités et des os cariés.

A. — Age des malades.

Si nous divisons nos opérés en *trois* catégories, nous arrivons aux résultats suivants :

1o De un an et demi à dix ans, *seize cas* (pas de renseignements, trois. — Morts, deux).

Une seule fois l'ankylose complète a suivi la guérison. Dans tous les autres cas les mouvements ont été conservés dans des limites plus ou moins étendues ; chez cinq d'entre eux on a noté une mobilité complètement normale. Au total 38,4 0/0 de succès absolu.

2o De dix à vingt ans, *douze cas.* — Deux fois seulement l'intégrité parfaite des mouvements a été obtenue (16,6 0/0). — Ailleurs les auteurs signalent une mobilité variant depuis le léger mouvement actif jusqu'à la moitié de l'état physiologique. — Les autres parlent de mouvements communiqués, et ne nous apprennent, en somme, rien sur l'état fonctionnel. Une fois il y a eu ankylose complète.

3o De vingt à cinquante-cinq ans, *dix cas.* C'est dans cette catégorie que ces résultats définitifs sont les plus mauvais, surtout à partir de trente ans. Car nous remarquons un mort et trois amputations, deux ankyloses. —

Dans deux observations il n'est question que de mouvements communiqués. Un seul succès complet.

Cette simple énumération se passe de tout commentaire et l'influence de l'âge, indépendamment des autres conditions que nous allons étudier, est évidente.

B. — Variété d'articulation.

On a fait l'arthrotomie sur toutes les articulations, à part le poignet. L'épaule ne nous fournit qu'un seul cas. La raison tient, je crois, à ce que en général les malades atteints d'affections chroniques de cette articulation peuvent les supporter longtemps sans trop de peine. L'immobilisation est facile, les patients l'obtiennent eux-mêmes le plus simplement du monde ; conséquemment les douleurs sont très supportables. Mais la lésion évolue quand même, et quand ils se décident à réclamer l'intervention du médecin, les dégâts sont considérables, et alors on résèque. Il résulte en effet de l'expérience de chirurgiens aussi compétents que MM. Eug. Bœckel et Kocher, que la résection de l'épaule donne d'excellents résultats. La guérison totale, avec les pansements antiseptiques, est rapide et le résultat fonctionnel excellent. Peut-être en est-il de même pour le poignet. Quoi qu'il en soit, voyons ce qui se passe pour les autres articulations. L'évolution de la maladie étant la même, les résultats ne devront pas différer.

Sur *dix-huit arthrotomies pratiquées sur le genou,* nous comptons :

Trois morts, deux amputations et une résection consécutive.

Cinq ankyloses dont quatre complètes (33 0/0).

3 mobilité assez étendue. (Mobilité complète, flexion jusqu'à l'angle droit.) 16,6 0/0.

4 fois, les auteurs n'ont pas jugé à propos de nous renseigner sur ce point.

10. *Opérations sur l'articulation tibio-tarsienne.*

1 amputation (sans détails).

7 conservation complète des mouvements.

2 mobilité passablement étendue. (Ce qui fait une moyenne de 81,8 0/0.)

1 au bout de 2 mois et demi, la plaie tendait à devenir fistuleuse (Obs. XXXIX).

10. *Arthrotomies du coude.*

1 mobilité normale ⎫
2 légers mouvements ⎭ 30 0/0.

3 mouvements passifs faciles.

4 pas de renseignements.

3. *Articulation coxo-fémorale.*

Le premier opéré guérit complètement. Dans les deux autres les mouvements existaient mais peu étendus ou lorsque le membre était soutenu.

Une opération sur l'épaule et une sur une articulation tarso-métatarsienne réussissent parfaitement, la première avec persistance des mouvements. Enfin un opéré, celui de M. Th. Weiss (Obs. XXXIV), subit l'amputation de Syme. Ce simple exposé statistique prouve jusqu'à l'évidence que l'arthrotomie donne ses plus brillants succès lorsqu'il s'agit des articulations les plus simples et les plus superficielles, comme la tibio-tarsienne ou le coude. Quant au genou, il arrive en dernière ligne avec une différence énorme dans le chiffre des succès.

Les autres cas que nous possédons (hanche, épaule, pied)
ne sont pas suffisants pour nous autoriser à conclure ; cependant l'opération a réussi, et même dans un laps de temps
relativement aussi court (6 et 7 semaines) que les cas les
plus rapidement guéris dans une autre série.

Les quelques considérations dans lesquelles nous allons
entrer au sujet des pansements, nous permettront de donner
les motifs de certains résultats qui paraissent assez étran-
ges : nous voulons parler des différences qui existent entre
les succès obtenus au coude et à l'articulation du cou-de-
pied.

C. Pansement.

Nous diviserons les pansements en 3 catégories :

1° Pansements à l'acide phénique (Lister type ou modifié) ;

2° Pansements à l'acide phénique, plus les lavages avec
la solution de chlorure de zinc ;

3° Pansement à l'iodoforme, auquel nous ajouterons le
pansement au bismuth associé au procédé dit : de suture
secondaire (cas de Kocher).

Sur le total de 18 arthrotomies du genou, onze ont été
pansées avec l'acide phénique seul ; tous les cas de mort,
celui de résection, un d'amputation et deux d'ankylose ont
été observés dans ce groupe. Nous n'avons pas un seul instant l'intention d'incriminer l'acide phénique, mais cependant il est bon de remarquer que les sept cas restants, dans
cinq desquels on a employé au préalable et comme adjuvant le chlorure de zinc, ont donné deux fois une récupéra-
tion des mouvements, et deux fois l'ankylose. Et cela sans
que rien dans la nature des lésions ni dans l'âge de la
maladie puisse permettre d'expliquer cette différence.

Constatons simplement le fait et passons outre provisoi-

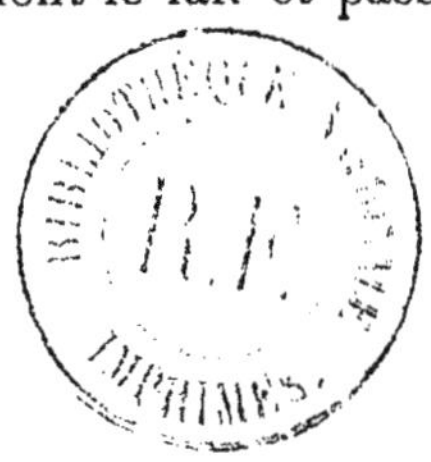

rement. L'examen des observations suivantes nous permettra de porter plus facilement un jugement ; parce que à propos du genou, il vient se mêler une question de technique opératoire qui complique singulièrement l'analyse. Ce qui veut dire, pour expliquer en deux mots notre pensée, que le genou est anatomiquement l'articulation la plus compliquée, que c'est sur lui, par conséquent, qu'il est le plus difficile de pratiquer *exactement* l'abrasion, tandis que l'opération est beaucoup plus commode lorsqu'il s'agit de l'articulation tibio-tarsienne et surtout du coude ; ce qui fait que l'action de la substance employée au pansement peut être étudiée sur ces dernières, sans que les causes d'erreur inhérentes à la conformation du genou viennent s'y glisser.

Par un hasard assez curieux, presque tous nos opérés pour arthrite du coude ont été traités par le pansement phéniqué, et presque tous ceux atteints à l'articulation tibio-tarsienne, par l'iodoforme.

Sur dix arthrotomies du coude : neuf furent pansées avec l'acide phénique seul, six fois seulement les résultats au point de vue fonctionnel notés ; et sur ces six cas, un seul a donné un succès complet. (Obs. X, première de Létéviant.) Des cinq derniers dus au chirurgien de Lyon pas un n'est concluant. Chaque fois, au bout d'un temps qui a varié entre six semaines et sept mois (limites de l'observation), le malade a gardé une fistule, très petite il est vrai, insignifiante, j'en conviens, mais qui suppurait. Peut-être s'est elle tarie ultérieurement ? Dans tous les cas, cette hypothèse ne nous est pas permise. Malgré l'enlèvement méticuleux de tous les produits fongueux, malgré les lavages avec la solution phéniquée forte, la sécrétion purulente a persisté envers et contre tout. Comme fonctionnement, l'auteur parle de mouvements communiqués, résultat qui ne peut guère que donner bon espoir au patient pour l'avenir.

Le seul profit évident, à part les effets habituels du pansement de Lister, que nous verrons plus loin, a été un relèvement rapide et complet des forces des blessés qui ont pu sortir de l'hôpital et vaquer à leurs occupations, sans autre inconvénient que l'infirmité due à la fistule. Sans doute c'est un résultat déjà bien satisfaisant, mais il ne peut suffire. Ce qu'il faut chercher, c'est une guérison sûre, absolue, qui mette le malade à l'abri d'une récidive, autant du moins qu'on peut l'espérer avec un terrain scrofuleux. Restent donc quatre cas. Un qui a guéri rapidement (Obs. II). L'auteur ne s'explique pas davantage. Un autre (Obs. XXXII) traité par le pansement ouaté.

Enfin, dans les deux dernières (Obs. VII et XXX), on s'est servi du chlorure de zinc, puis d'un pansement phéniqué. La guérison a été plus complète, plus rapide que dans les cas de Létiévant. L'intégrité des mouvements a été sauvegardée chez un des opérés. Il va sans dire qu'il n'y avait pas de fistule, au moins chez l'un et vraisemblablement pas non plus chez l'autre.

Si nous passons maintenant aux cas soignés avec l'iodoforme, que voyons-nous ?

Sur *10* articulations tibio-tarsiennes, 7 furent pansées avec cette poudre. Tous, moins un (Obs. XXXIX) ont guéri complètement sans fistule, avec intégrité absolue des mouvements. D'un autre côté ce seul cas d'insuccès est parfaitement excusable. C'était, on s'en souvient, un enfant de 4 ans et demi, scrofuleux au dernier degré, qui pendant le cours du traitement a eu des abcès froids sur toutes les parties du corps (au pied, au cou, à la main, etc.,) — Du reste M. Jules Bœckel, dit seulement : « *les plaies tendent à devenir fistuleuses,* » rien ne prouverait donc qu'elles le soient devenues ; et quand bien même cette terminaison serait survenue, le cas était trop mauvais pour que l'on ne doive pas encore se féliciter du résultat. On ne peut pas demander à un pansement de guérir une diathèse et d'empêcher une récidive. L'action de l'iodoforme est bornée, et comme nous aurons occasion de le voir, il n'agit pas à distance, pas plus dans l'espace que dans le temps.

Outre ces brillants succès avec l'iodoforme, il en faut encore enregistrer un au compte du Lister associé au chlorure de zinc (Obs XXIX). — Ici, guérison complète sans fistule, avec mobilité normale, tandis qu'à côté (Obs. XVII) une arthroxésis avec pansement phéniqué simple laisse encore une fistule après plus de six semaines.

Durée du traitement. — Deux mots maintenant sur la durée du traitement : elle est on ne peut plus variable.

Tel opéré est guéri au bout de 24 jours (Obs. XLII), tel autre au bout de 9 mois (Obs. XV) conserve encore une fistule.

La moyenne habituelle est de 2 mois et demi à 3 mois.

Chez les enfants, ce laps de temps est réduit à son minimum, mais par rapport à l'âge de la lésion nous n'avons aucune indication à donner. Les cas de succès incomplet se sont rencontrés chez les opérés les plus âgés, qui précisément étaient atteints en même temps des affections de dates les plus anciennes ; de telle sorte que nous hésitons pour dire si c'est l'âge de la maladie ou celui du malade qui a été la cause de la durée interminable du traitement.

Tels sont les résultats auxquels nous conduit un examen attentif des faits, mais si nous voulons les réunir et les expliquer maintenant l'un par l'autre, il nous faut bien faire observer que tous les opérés qui ont bénéficié de l'usage de l'iodoforme étaient plus jeunes que ceux pansés avec l'acide phénique pour des arthrotomies du coude, de même pour la plupart de ceux chez lesquels on a employé le chlorure de zinc. Ces opérés pour arthrites du coude étaient des individus de quinze à vingt ans, deux avaient plus de trente ans ; tandis que les autres étaient des enfants généralement au-dessous de sept ans. C'est là, évidemment, qu'il faut chercher le motif de tous les succès. Voilà la cause essentielle, capitale ; mais on ne peut nier l'influence de l'iodoforme. Les différences sont tellement tranchées, que nous avons peine à admettre que l'âge seul suffise à les expliquer. Et cela n'aurait rien d'étonnant maintenant que l'on connaît l'action si manifeste de l'iodoforme sur les produits fongueux ou tuberculeux. — Mais alors même que nous ne la connaîtrions pas, les faits sont là palpables, il suffit de les constater et de profiter de leurs enseignements : c'est ce que nous tâcherons de faire pour en tirer les conclusions les plus raisonnables et les plus pratiques

Nous ne voulons pas clore cet exposé des résultats de l'arthrotomie sans éveiller l'attention sur un sujet tout particulier que nous ne pouvons qu'indiquer faute d'observations. Nous entendons parler des *accidents tardifs.*

L'observation XLV en est un exemple démonstratif. A la suite d'une abrasion intra-articulaire pratiquée par M. Jules Bœckel, il survint une hypertrophie du condyle interne du fémur qui amena la déformation du genou en valgus.

Un autre cas nous a été rapporté par M. Th. Weiss : Il s'agissait d'une jeune fille atteinte d'une tumeur blanche du genou. M. le professeur Michel fit l'arthrotomie et évida presque entièrement le condyle interne du fémur. Il se produisit un genou varus très prononcé.

Enfin, M. Eug. Bœckel a bien voulu nous communiquer un fait analogue : tumeur blanche du genou chez un enfant. Evidement du condyle interne. Actuellement la malade est guérie. Le point osseux carié est recouvert, mais le genou s'est légèrement dévié en varus. Après l'avoir redressé, M. Bœckel appliqua un appareil plâtré.

L'étiologie de ces accidents saute aux yeux. Mais au point de vue prophylactique et au point de vue de leur influence sur le processus réparateur, il y aurait probablement des recherches à faire. Contentons-nous de poser la question et de laisser à d'autres le soin de la résoudre.

Indications de l'arthrotomie antiseptique dans les arthrites aiguës et chroniques.

L'arthrotomie est-elle indiquée dans toutes les variétés d'arthrites aiguës, et dans toutes celles d'arthrites chroniques ? Telle est la question qui se présente, et que nous allons essayer de résoudre.

ALBERT (1) d'Insprück, à qui nous devons le premier travail d'ensemble sur la question de l'arthrotomie, reconnaît nettement son opportunité et sa légitimité, comme intervention dans les arthrites aiguës suppurées, à condition que l'on se conforme aux principes établis par Lister. Tous les cas seraient, d'après lui, justiciables de cette opération ; même les suppurations spontanées, survenant par exemple dans le cours de la pyohémie, mais ici avec une restriction : il faudrait avoir affaire à

(1) Loc. cit.

une arthrite unique pour pouvoir opérer avec quelque chance de succès.

Si plusieurs articulations sont envahies à la fois, quoi qu'on fasse, le malade succombera à bref délai ; l'empoisonnement par les produits septiques de la suppuration est trop profond pour que l'on puisse avoir le moindre espoir de parer aux accidents. Il est donc inutile d'essayer une tentative, frappée à l'avance d'impuissance. Tandis qu'au contraire une métastase unique est souvent l'indice d'une infection légère, guérissable peut-être. Donner aussitôt que possible un libre écoulement au pus qui remplit la jointure ne pourra qu'agir dans un sens favorable en éloignant une nouvelle source d'accidents redoutables.

Pour les hydarthroses, notre auteur se montre moins explicite. Sans repousser en principe l'incision dans les cas rebelles, il paraît plutôt partisan des injections iodées qui mettraient plus sûrement à l'abri d'une récidive, et en tous cas, si on emploie l'arthrotomie il conseille de badigeonner la surface interne de la synoviale avec une solution de chlorure de zinc au 12 %. puis de chercher la réunion immédiate. Comme il ne cite pas d'exemples, son opinion perd une grande partie de sa valeur.

Enfin, quant aux arthrites fongueuses nous avons vu quelle fut la conduite d'Albert (Obs. XI) dans un cas. Mais il n'a pas généralisé ce procédé. Lorsqu'elles sont suppurées il est d'avis de pratiquer l'incision et le drainage; pour les autres, n'ayant pas d'expérience personnelle, il se contente d'indiquer vaguement la conduite de Volkmann et de Lister, et termine en définitive sans rien conclure.

L'année suivante 1877, Scriba, se basant sur les observations qu'il cite, pose nettement les indications de l'arthrotomie. Nous ne pouvons mieux faire que de résumer ses conclusions.

L'incision antiseptique doit être faite :

1° Dans les arthrites aiguës à épanchement séreux, lorsque les douleurs sont intolérables et amènent des troubles graves dans l'état général;

2° Dans l'arthrite purulente , qu'elle soit consécutive au traumatisme, à l'ostéomyélite, à l'érysipèle phlegmoneux, ou enfin à une maladie infectieuse telle que la pyohémie, la fièvre typhoïde, etc. Dans tous les cas, il est urgent d'intervenir le plus tôt possible pour éviter les altérations profondes des cartilages ou des tissus péri-articulaires qui surviennent alors si rapidement.

Dans les formes liées au rhumatisme ou à la blennorrhagie, il est moins important de hâter l'ouverture de l'article en raison de leur marche généralement subaiguë. On aura toujours le temps d'essayer avant tout d'autres procédés, et de ne se servir du bistouri qu'en cas d'échec.

3° L'arthrotomie pour hydarthrose chronique offre dans tous les cas un pronostic favorable, et, dit-il, « je donnerai toujours la préférence à l'ouverture et au drainage, plutôt qu'à l'injection de substances liquides dans la cavité synoviale. »

4° Pour l'arthrite fongueuse, plusieurs cas se présentent :

Dans ceux où la sécrétion liquide prédomine sur les productions fongueuses, et où les cartilages sont intacts, le drainage est le seul traitement rationnel. De même lorsque la dégénérescence fongueuse constitue la lésion essentielle et qu'il y a menace de perforation de la peau ; mais seulement lorsqu'un repos et une immobilisation prolongée n'auront donné aucun résultat. Dans les cas compliqués de carie, la pratique doit différer. Chez les enfants, lorsque ni la lésion ni le sujet n'est tuberculeux, *on peut tenter* la rugination, mais chez l'adulte on s'exposera par une semblable intervention à provoquer une suppuration interminable qui épuise le blessé. Il est alors préférable de recourir à la résection.

Telles sont les conclusions du chirurgien allemand. On remarquera qu'à cette époque il n'était pas question de l'abrasion comme une opération réglée. Aussi, depuis que les idées se sont modifiées dans ce sens, la conduite des opérateurs a-t-elle considérablement changé ; tandis que pour les arthrites aiguës, tous les chirurgiens sont entrés dans les vues de Scriba.

Nous ne nous attarderons pas à rapporter ce qu'ils en disent ; le fond est toujours le même et l'accord est unanime.

M. Eug. Bœckel (1) adopte entièrement les conclusions précédentes pour ce qui a rapport aux arthrites suppurées et aux arthrites fongueuses ; mais pour les hydarthroses, il considère l'arthrotomie comme une ressource que l'on ne doit employer qu'en désespoir de cause, lorsque tous les autres procédés (immobilisation, révulsifs, ponction, injections) auront été mis en œuvre avec persévérance et sans résultats. Depuis, ses idées sont restées les mêmes.

En 1879, Morgan (2), parlant seulement des inflammations aiguës, conclut à l'arthrotomie hâtive : « La précipitation, dit-il, expose en pareille occurrence, à moins de dangers que la temporisation, et le résultat sera en proportion inverse des dégâts qui auront eu le temps de se produire dans la jointure. Aussi, sans s'attarder aux moyens tels

(1) Loc. cit.
(2) Loc. cit.

que la réfrigération, la ponction, etc., qui échouent si souvent, il faut ouvrir immédiatement, sans hésitation, aussitôt que la fluctuation est manifeste. »

Plus tard, Saxtorph, J. Bœckel, Lucas Championnière, obtiennent des succès magnifiques, comme on peut en juger par la lecture de leurs observations, et l'arthrotomie pour arthrites purulentes est définitivement érigée en principe.

Pour les arthrites chroniques hydropiques, il y a encore des hésitations, et la plupart des chirurgiens emploient la ponction simple ou la ponction avec injection phéniquée (Schede) ou iodée, réservant l'incision pour les cas tout à fait réfractaires.

Pour les arthrites chroniques fongueuses ou tuberculeuses, au contraire, les chirurgiens, s'enhardissant de plus en plus, tendent chaque jour à élargir le cadre des indications.

La carie n'est plus un motif de non intervention. Scriba faisait bien une exception pour les enfants, mais avec hésitation, et sa confiance semble assez restreinte. Létiévant grattait les poussières osseuses. Aujourd'hui, on enlève des fragments osseux entiers. Non seulement on racle avec la curette (J. Bœckel), mais on évide avec la gouge (Eug. Bœckel, Kœnig) et l'on va jusque dans la profondeur de l'extrémité épiphysaire à la recherche des foyers tuberculeux.

Nous avons cité en temps opportun les différents travaux qui marquent l'évolution de ces idées. Nous n'y reviendrons pas, mais il nous reste à voir, d'après une revision impartiale de nos cas, si toujours les résultats répondent aux espérances et dans quelles circonstances.

Nous commencerons par les arthrites aiguës.

Arthrites aiguës. — Sur 38 observations, l'étiologie de l'affection est notée dans 26 cas qui se décomposent ainsi :

Traumatisme.......................... 9 cas.

Causes vagues telles que : fatigues, refroi-
    dissement .... 6 cas.

Inflammation de voisinage (phlegmon de la
    cuisse ; ostéo-périostite)............ 5 cas.

Érysipèle phlegmoneux................ 3 —

Puerpéralité .... 2 —

Rhumatisme blennorrhagique.......... 1 —

A part la pyohémie, toutes les causes indiquées par Albert et par Scriba se retrouvent ici. La proportion des succès est-elle la même dans chaque série ?

Tout d'abord les arthrites traumatiques : (Obs. IV, VIII, XI, XII, XV, XXII, XXVIII, XXX, XXXVIII).

Toutes ont guéri, une seule fois (Obs. XXX.) avec anky-lose complète.

Dans tous les autres cas, il y a eu persistance des mou-vements, et la plupart du temps dans des limites très éten-dues.

Les arthrites spontanées (Obs. I, XIX, XX, XXI, XVI, XXIX) donnent des résultats tout aussi beaux. Chez tous la guérison fut rapide et la mobilité sauvegardée.

Chez le malade atteint d'arthrite blennorrhagique, même succès complet. Mais l'arthrotomie dans les suppurations liées aux autres causes donne des résultats moins bons. Nous avons parlé au début de notre chapitre des cas de mort et d'amputation, qui tous furent observés dans les groupes 3, 4 et 5. Nous n'en reparlerons pas, et pour nous résumer, nous déclarerons que nos résultats étant confor-mes à ceux indiqués par Scriba, nous adoptons sans restric-tions ses conclusions : on doit faire l'arthrotomie dans toutes les variétés d'arthrites aiguës, en réservant toutefois le pronostic, lorsqu'une lésion de voisinage, ou une influence constitutionnelle, aura été le point de départ de l'inflammation.

Hydarthroses. — Pour les hydarthroses, et malgré la série de succès que nous avons enregistrée, nous croyons, conformément aux conseils si sensés et si prudents de chirurgiens autorisés comme MM. Bœckel et Saxtorph, que l'on devra tout d'abord mettre en usage tous les procédés ordinaires, dont l'innocuité est avérée de longue date, et que nous avons déjà nommés. Cependant, il ne faudrait peut-être pas prolonger outre mesure ce traitement ; avec le temps, les lésions s'accentuent et ne peuvent qu'aggraver le pronostic. Si donc, au bout d'un délai que le médecin peut seul apprécier dans chaque cas particulier, aucune amélioration ne survient, nous croyons qu'il faut ouvrir l'articulation. Tout dépendra d'ailleurs du degré de confiance qu'aura le chirurgien dans la puissance des pansements antiseptiques. Ajoutons que comme l'injection iodée a donné lieu à des accidents inflammatoires sérieux, nous lui préférerions dans tous les cas l'incision qui ne semble pas offrir les mêmes dangers.

Arthrites fongueuses. — Les données étiologiques que nous possédons dans nos observations d'arthrites fongueuses sont beaucoup trop incomplètes pour qu'elles puissent servir de point de départ à des indications. Nous n'essayerons même pas d'en tirer parti, et nous allons nous borner à rechercher si les altérations osseuses ou cartilagineuses doivent faire rejeter l'arthrotomie comme le pensait Scriba et tant d'autres chirurgiens.

Tous nos malades, moins *cinq* (Obs. III, XI, XII, XXX, XXXV), présentaient des lésions des parties dures, à des degrés variables, depuis la simple poussière, indice d'une carie superficielle, jusqu'au séquestre volumineux. Les *cinq* cas auxquels nous faisons allusion donnent trois guérisons, un insuccès relatif (Obs. XII) et une amputation (des dégâts sérieux étaient survenus dans la suite). Les guérisons ont été acquises chez des sujets de douze, quatorze et vingt ans, le quatrième est un jeune homme de dix-neuf ans.

Dans tous les autres, le fait qui frappe c'est que la présence ou l'étendue des lésions osseuses ne rend pas le moins du monde l'opération plus grave. Les malades ont guéri tout aussi vite que lorsque la synoviale seule était atteinte. Ces altérations ne constituent donc pas une contre-indication absolue à l'intervention. Mais si nous considérons maintenant les résultats, nous arrivons à cette conclusion que : chez des enfants jusque quinze et dix-huit ans au plus, des caries profondes ou des foyers tuberculeux n'entravent en rien la réparation. Après qu'on a enlevé, ruginé tous les produits morbides, les plaies guérissent parfaitement sans laisser de fistule, et la mobilité de l'articulation est généralement conservée, tandis que chez des adultes, à partir de dix-huit ans, avec des altérations identiques, souvent même moins accentuées, les résultats sont complètement différents. Tous les cas d'insuccès, à de rares exceptions près, que nous avons déjà eu l'occasion d'analyser rentrent dans cette catégorie ; tous ceux de M. Létiévant en font partie. Il suffit de jeter un coup d'œil sur les appréciations que nous avons portées précédemment, et comme les faits sont comparables, la différence sautera aux yeux ; ajoutons à tout ce que nous avons dit au sujet des résultats, la mention : lésions cartilagineuses ou osseuses, à des degrés variables, et nos conclusions, que nous résumerons dans les termes suivants, resteront vraies.

L'arthrotomie appliquée au traitement des arthrites fongueuses est une opération, dans l'énorme majorité des cas, sans danger pour le malade. Le succès paraît d'autant plus certain et d'autant plus complet que l'on opérera un sujet plus jeune. En tous cas, même chez des adultes jusque vingt-cinq ou trente ans, l'abrasion des produits morbides pourra souvent avoir un résultat excellent, en ce sens qu'elle rétablira la santé compromise par une maladie ancienne, qu'elle éloignera les chances de suppuration grave de la jointure, au moins pour un certain temps, et mettra par conséquent à l'abri de tous les accidents qui en sont la suite. Si alors l'opération n'a pas suffi, si le patient ou le chirurgien réclame plus, on se trouvera dans des conditions beaucoup plus favorables pour faire une résection. Quant à la présence de lésions osseuses, carie, tubercules, elles ne contre-indiquent nullement, ces réserves faites, l'opération. Chez les enfants comme chez les adultes, les résultats sont les mêmes.

Nous étudierons à part le manuel opératoire et les soins consécutifs, mais nous pouvons dès maintenant avancer en thèse générale, que le pansement qui donne le meilleur résultat est le pansement à l'iodoforme, à tous les âges. Le pansement de Lister type, donne des avantages problématiques, et si l'on désire quand même l'employer, il sera toujours bon de terminer l'opération par un lavage minutieux de la capsule articulaire avec la solution de chlorure de zinc à 10 ou 12 %.

CHAPITRE III

MANUELS OPÉRATOIRES. — SOINS CONSÉCUTIFS

Manuels opératoires. — Nous nous trouvons maintenant
en présence d'un malade atteint d'une affection articulaire
aiguë ou chronique. L'arthrotomie est indiquée. Comment
faut-il la pratiquer? En un mot quels sont les endroits
que nous devons choisir pour faire nos incisions? Où
sont nos points de repère? La question n'est pas indiffé-
rente et demande à être examinée avec soin.

Disons-le immédiatement, la théorie et la pratique diffè-
rent beaucoup, suivant que l'on a affaire à une arthrite
aiguë ou chronique, ou plutôt suivant que le contenu de
l'articulation est liquide ou consiste en des produits plus
ou moins mous et plus ou moins adhérents, tels que les
fongosités.

Dans les deux cas, en effet, le but que l'on se propose
d'atteindre est tout différent. Dans une arthrite purulente,
par exemple, que cherche-t-on? évacuer le pus, favoriser
son écoulement ultérieur, et permettre aussi à l'opérateur

de se rendre compte de l'état de la jointure. Si au contraire il est question d'une synoviale remplie de bourgeons fongueux, et que l'on veuille l'en débarrasser complètement, il faudra agir de telle façon que tous les recoins de la cavité deviennent facilement accessibles, non seulement à l'instrument qui va les arracher, mais encore à la vue, pour que l'on ait la conviction absolue de n'avoir rien laissé. C'est là précisément que gît la difficulté quand il s'agit du genou, ou d'articulations profondément situées telles que la hanche ou l'épaule. C'est là aussi ce qui rend cette étude intéressante et fructueuse.

Nous allons prendre successivement toutes les grandes articulations les unes après les autres et indiquer la façon de procéder des différents opérateurs, puis celle qui nous paraît, d'après l'expérience, la plus favorable dans chaque cas particulier.

ARTICULATION DU GENOU.

La structure si compliquée de la synoviale du genou favorise au plus haut point l'accumulation et la rétention du pus. Il suffit de rappeler ces prolongements qu'elle envoie : en haut sous le tendon du triceps ; en arrière, de chaque côté des ligaments croisés ; sans compter les culs-de-sac du ligament rotulien, et tout à l'entour de la surface articulaire du tibia, pour comprendre sans peine combien il doit être pénible de donner la chasse, qu'on nous passe l'expression, aux masses fongueuses. De plus, dans les cas d'arthrite avec épanchement, une fois que le pus a fait irruption au dehors, on pratique généralement avec des liquides antiseptiques des lavages intra-articulaires destinés à débarrasser la synoviale des flocons fibrineux et des grumeaux caséeux qui auraient pu stagner dans un repli quelconque. Surgit alors une question. Le liquide lancé par une irrigation ira-t-il se mettre en contact avec tous les points de la séreuse ? Est-on certain que nulle part il ne restera un endroit où le pus pourra rester tranquillement à l'abri ?

Un chirurgien allemand, JASCHKE (cité par Scriba), a entrepris des expériences sur le cadavre, dans le but de rechercher si une injection poussée par n'importe quel endroit de l'articulation pouvait envahir tous les recoins. Pour cela, il injectait d'abord dans le genou une solution de cyanure jaune de potassium, puis, après l'avoir laissé ressortir il faisait pénétrer de la même façon une solution de chlorure ferrique. La réaction du bleu de Prusse se produisait et la synoviale était colorée en bleu dans les endroits où les deux substances s'étaient trouvées en présence.

Avec ce procédé il est arrivé à conclure qu'il n'y avait qu'une seule voie qui permît de teindre toute la cavité. Il fallait pour cela perforer la rotule, injecter par le trou ainsi fait, le cyanure jaune ; puis, le genou étant fléchi, introduire un ténotome entre la rotule et l'un des condyles pour aller, par des mouvements de va-et-vient, sectionner les ligaments cruciformes à leur insertion dans l'espace inter-condylien. Une fois ces manœuvres terminées, on faisait pénétrer au travers de la rotule, deux drains de métal qui, traversant l'articulation de part en part, venaient ressortir dans le creux poplité de chaque côté de la gaîne des vaisseaux. La solution de chlorure ferrique était alors injectée par ces drains, et dans ces conditions seules *toute* la synoviale se trouvait colorée en bleu.

Quelle que soit l'importance que l'on attache à ces

expériences, il est bien évident que jamais personne n'a songé à employer ce moyen. Lorsque l'on pratique l'arthrotomie pour une arthrite purulente, on doit toujours essayer de conserver à l'articulation sa mobilité. Que deviendrait-elle alors, si on commence par couper les plus puissants moyens d'union des deux os contigus.

Nous ne citons donc ces résultats que comme curiosité, et aussi pour montrer toute l'importance des obstacles que nous crée cette disposition anatomique.

Arthrites purulentes. — Si nous passons maintenant rapidement à l'examen des procédés mis en usage par les chirurgiens dans les cas d'inflammation aiguë, nous voyons que tous incisent sur les parties latérales. Les uns à la partie externe, les autres à la face interne; d'autres enfin à la fois en dehors et en dedans, avec des contre-ouvertures en avant ou en arrière.

Volkmann (d'après Scriba) faisait deux incisions de chaque côté de la rotule, quelquefois même trois (Obs. VII), mais toujours petites, suffisantes seulement pour passer un drain de moyenne dimension. Cependant, dans l'observation VIII, nous le voyons faire en dehors et en dedans, une ouverture longue de 6 centimètres. Nussbaum opère de cette dernière façon, — Scriba recommande d'ouvrir l'articulation de chaque côté dans une étendue de 2 à 3 centimètres. C'est un moyen terme entre la pratique de Volkmann et celle de Nussbaum.

De nos jours, les chirurgiens tendent à adopter les grandes incisions ; mais la pratique diffère encore.

M. le professeur Saxtorph (Obs. XIX) fit une ouverture unique, au côté externe ; seulement, le lendemain de l'opération, il remarqua que l'écoulement du pus ne se faisait pas bien, et fut obligé de placer un drain qui traversait toute l'articulation pour aboutir à la paroi opposée.

Dans le cas suivant (Obs. XX), il en pratique trois, une de chaque côté de la partie inférieure de la cuisse, et une troisième près de la rotule.

M. LUCAS CHAMPIONNIÈRE déclare qu'une seule incision est suffisante (XIV, XV, XVI, XVII), pourvu qu'elle soit longue de 8 à 12 centimètres. Il conseille de choisir la partie externe de la jointure comme étant la plus déclive et favorisant par conséquent plus complètement l'écoulement des liquides. M. NICAISE (Obs. XXIII) partage les mêmes opinions.

Dans quelques cas on a été obligé de faire une contre-ouverture au niveau du cul-de-sac sous-tricipital (Obs. VI, XXVII, XXX), des phénomènes de rétention purulente légitimant cette conduite que du reste Scriba recommande.

Enfin signalons que dans deux cas (XXVIII-XXIII) M. Jules Bœckel et M. Eugène Bœckel ont été amenés à faire ce que l'on a appelé l'arthrotomie totale. L'opération consiste à ouvrir largement le genou par la dissection d'un grand lambeau semi-lunaire à concavité supérieure, comprenant la rotule dont le tendon est sectionné. Les deux extrémités de l'incision remontent en dehors et en dedans de la partie inférieure de la cuisse, jusqu'au niveau supérieur du cul-de-sac sous-tricipital qui est rendu complètement béant.

Il est certain que ce moyen ne peut être employé que comme dernière ressource, alors que les autres incisions auront été reconnues manifestement insuffisantes pour livrer passage au pus, car l'ankylose en sera toujours très probablement la conséquence.

Il résulte de tout ce qui précède que malgré toutes les divergences dans le manuel opératoire, l'indication reconnue unanimement est de faciliter au pus son écoulement par les voies les plus sûres et les plus commodes. Ce que J. L. Petit avait déjà écrit au commencement du siècle dernier la résume en deux mots :

« Il ne suffit pas d'ouvrir une articulation, mais il faut faire de grandes ouvertures qui communiquent les unes avec les autres, afin qu'il n'y ait aucune partie, ni aucun recoin de la jointure qui ne se vide avec facilité par les incisions. »

Aussi, sommes-nous d'avis qu'il sera préférable dans tous les cas de ne pas reculer devant une incision de plus et de pratiquer des ouvertures en dehors et en dedans. En dehors, parce que, comme le fait remarquer M. Championnière, l'écoulement est le plus facile. Dans le décubitus dorsal, le genou se trouve généralement dans la rotation externe, et le pus tendra par conséquent à s'accumuler de préférence en cet endroit. C'est là l'incision d'élection. L'interne n'est peut être pas nécessaire dans tous les cas, mais elle ne sera sûrement jamais nuisible. On serait peut-être obligé quelquefois de la faire plus tard. A quoi bon alors exposer à des accidents qui peuvent devenir sérieux, sous le prétexte de simplifier l'opération ? Mieux vaut la faire dès le principe. Il n'est pas urgent toutefois qu'elle soit aussi longue que l'incision externe. Une simple ouverture de trois à quatre cent. suffira. Pour les mêmes motifs, nous sommes aussi partisan de la contre-ouverture au niveau du cul-de-sac sous-tricipital. Bien entendu, si par hasard cette bourse, comme cela arrive quelquefois, ne communique pas avec la grande séreuse articulaire, chose dont on pourra s'assurer par le toucher, il est inutile de l'ouvrir et de la drainer.

Enfin, dans les cas où ces incisions ne suffiront pas à

assurer l'issue des liquides, on devra encore avant de réséquer ou d'amputer, essayer l'arthrotomie totale. Le cas de
M. J. Bœckel est assez convaincant pour que l'on soit en
droit d'en espérer de bons résultats.

A quel niveau porterons-nous le bistouri pour inciser la
peau ? Tout près de la rotule, ou plus en dehors ?

M. Piéchaud fait remarquer que si l'incision longitudinale porte trop près de la rotule, la synoviale se trouve
tranchée presque au ras du rebord rotulien, de sorte qu'il
reste dans la profondeur tellement peu de parties molles,
qu'une suture, à moins de ne porter que sur la peau, pourrait à peine être faite. Ce ne serait pas là une raison pour
repousser cette manière de faire, mais ce qui nous la fait
rejeter absolument, c'est que les prolongements inférieurs
de la séreuse ne sont pas ouverts. Au contraire si l'on porte
le bistouri à deux bons centimètres en arrière de la circonférence de la rotule, tant en dedans qu'en dehors, les résultats sont déjà plus satisfaisants. En dehors, avec une plaie
de 12 à 14 centimètres, la synoviale se trouve débridée dans
toute sa hauteur, mais à la face interne, il reste en bas,
vers la partie la plus reculée du condyle interne du tibia,
un cul-de-sac très profond, qu'il faudrait drainer par une
contre-ouverture spéciale.

Pour remédier à cet inconvénient, et l'incision externe
étant faite à l'endroit indiqué plus haut, M. Piéchaud recommande « de commencer l'incision interne à un centimètre au-dessus de la rotule, sur la prolongation d'une
ligne qui suivrait le bord de cet os : elle descend ensuite,
en se dirigeant vers la face interne du genou pour aboutir
sur le milieu de l'espace qui sépare le bord interne de la
rotule de la partie postérieure du condyle interne, et finit
sur une ligne transversale qui passerait à un centimètre

au-dessous de l'extrémité inférieure de la rotule. De cette façon le prolongement inférieur se trouve incisé de manière à ne plus retenir ce qu'il aurait pu contenir. »

Nous avons répété nous-même ces expériences sur le cadavre et nous acquiesçons complètement aux conclusions de M. Piéchaud. Ce n'est qu'ainsi que la synoviale se trouve ouverte dans les meilleures conditions pour empêcher toute stagnation du pus.

Comme plans, on rencontre successivement sous le couteau, la peau, le tissu cellulaire, l'aponévrose et les ligaments latéraux de la rotule. Une fois que cette dernière couche a été sectionnée sur la sonde cannelée, la synoviale se reconnaît très facilement. Lorsqu'elle est distendue par un liquide elle fait saillie et une ponction avec la pointe du scapel l'ouvre sans qu'il soit nécessaire de prendre beaucoup de précautions. — Ajoutons qu'en dedans, la partie supérieure de l'incision telle que la veut Piéchaud, tombe presque inévitablement sur les fibres du vaste interne.

Aussi nous pencherions assez à ce qu'on se dispense de la commencer si haut. L'ouverture du cul-de-sac sous-tricipital que nous conseillons en règle générale, suffira du même coup à assurer la communication large de toutes les parties de la capsule avec l'extérieur. Il va sans dire qu'on ne risque de sectionner aucun vaisseau important, tout au plus quelques rameaux des articulaires, que l'on pourra pincer facilement et lier au catgut (Obs. XXII), avant d'ouvrir la synoviale, si on redoute l'entrée du sang dans la synoviale.

Arthrites chroniques. — Hydarthroses. — La question du manuel opératoire pour les hydarthroses ne nous arrêtera pas longtemps. — La conduite des opérateurs est aussi variable que dans les cas précédents. Les uns font une seule incision, les autres deux. Dans l'observation IV,

M. Poinsot jugea même à propos de faire une contre-ouverture au creux poplité et d'y faire passer un drain en crins de cheval .Mais nous tenons surtout à attirer l'attention sur le cas III qui prouve péremptóirement l'opportunité des incisions multiples. M. Panas fit tout d'abord une seule incision de 6 centimètres au côté externe ; mais la température s'éleva au-dessus de la normale, des douleurs apparurent, et, le cinquième jour, on fut obligé de pratiquer une contre-ouverture au côté interne et d'y placer un drain. Ce fait vient à l'appui de ce que nous avons annoncé pour les arthrites purulentes, et nous confirme dans notre opinion. Nos conclusions seront les mêmes et nous n'ajouterons qu'une remarque, c'est que le drainage par le creux poplité n'exclurait pas, dans aucun cas, le drainage du cul-de-sac sous-tricipital.

Arthrites fongueuses. — Pour faire d'une façon complète l'abrasion des fongosités. et, s'il y a lieu, le raclage des os, dans un cas d'arthrite fongueuse du genou, il ne faut pas craindre les grandes incisions. Elles seules pourront donner le jour nécessaire et permettre une intervention radicale. Il y a cependant à distinguer deux cas : ou bien les masses fongueuses sont limitées (Obs. III, XXXI), ou bien, ce qui arrive le plus souvent, elles ont envahi toute la synoviale. On comprend facilement que, dans la première hypothèse, si l'on pense pouvoir tout enlever par une seule incision, il ne sera pas nécessaire d'aller plus loin, d'autant mieux qu'une fois l'intérieur de l'articulation accessible, si l'on y remarque des dégâts auxquels on ne s'attendait pas (Obs. XXVIII), il ne sera pas difficile de l'ouvrir plus largement et de la rendre béante en utilisant l'incision primitive. — Le grand inconvénient des opérations dont nous allons parler, c'est d'exposer le blessé à une ankylose ;

malheureusement, nous n'avons pas le choix, et si l'on veut faire une opération qui ait des chances de succès, il faut en prendre les moyens.

Si l'on jette un coup d'œil d'ensemble sur les différents procédés adoptés, on remarque immédiatemeut qu'ils peuvent être partagés en trois catégories :

1° Procédés à incisions longitudinales ;

2o Procédés à incision transversale, ou courbe ou rectiligne ;

3° Incisions verticales et transversales combinées.

Et pour le dire en passant, ce sont pour la plupart ceux que l'on emploie dans la résection du genou.

Les incisions longitudinales ne peuvent servir qu'aux cas précédemment indiqués, dans lesquels la lésion est localisée ; mais partout ailleurs il sera matériellement impossible avec elles d'atteindre tous les recoins de la synoviale. On pourra bien gratter les condyles fémoraux et tibiaux, la face articulaire de la rotule, mais tout se qui trouvera dans l'espace intercondylien, autour des ligaments croisés, échappera fatalement en grande partie à la cuiller tranchante. Dans l'observation XIX, il a fallu faire une ouverture dans le creux poplité pour enlever les fongosités qui s'y étaient développées : si elles sont nombreuses, cela ne snffirait probablement pas, car il faut voir ce que l'on fait, et toute manœuvre exécutée à distance au travers d'une épaisseur considérable de parties molles, restera forcément incomplète.

Ces moyens ne sont donc pas à recommander dans la grande majorité des cas, et c'est par d'autres voies que les chirurgiens abordent le genou.

Un des procédés les plus souvent employés (Obs. XX — XXVII — XXXV — XLV) consiste à tailler un lambeau antérieur semi-lunaire, tel que nous l'avons vu faire dans les cas de suppurations, et que l'on utilise dans la résection. Nous ne le décrirons pas de nouveau ; mais nous pouvons certifier que grâce à lui on peut, de la façon la plus commode et la plus sûre, avoir accès dans les replis de la cavité articulaire. Une fois qu'on a mis le genou dans la flexion forcée il devient on ne peut plus facile d'enlever avec la curette ou les ciseaux tout ce qui est malade. Au besoin on peut même, si c'est nécessaire, couper les ligaments latéraux (Obs. XXXV). Mais en général c'est une extrémité qu'il faut éviter, parce que l'on risquerait peut-être de compromettre la solidité du membre. Du reste, si l'on est absolument obligé d'en venir là, nous conseillerions d'essayer tout au moins le procédé qui été employé par M. le docteur Bourgeois, chirurgien de l'Hôpital de l'Isle, à Berne, sur un malade de sa clinique. Le lambeau rotulien étant taillé, on isole soigneusement par une dissection attentive l'insertion fémorale ou tibiale, suivant les cas, du ligament dont la présence gêne, puis, avec le ciseau et le maillet on détache, en forme de coin, toute la portion osseuse sur laquelle il s'insère. Il devient alors facile de le récliner, et lorsque l'opération est terminée, on remet à sa place le fragment osseux. Un peu de compression à son niveau suffira à le maintenir en place. Nous ne savons pas quel a été le résultat de cette manœuvre chez le malade auquel nous faisons allusion, mais dans tous les cas elle est assez rationnelle et demanderait à être essayée.

A côté de ce procédé se place celui qui consiste à scier transversalement la rotule en même temps que les parties molles sont sectionnées d'un côté à l'autre dans la direction de l'interligne articulaire. Kœnig (1) raconte qu'il s'est décidé plusieurs fois à pratiquer l'opération de cette

(1) Loc. cit.

manière. Il nettoyait alors la capsule, coupait au besoin les ligaments croisés, en partie ou complètement pour rendre accessible la face postérieure, et terminait par la suture des deux fragments osseux. Cette pratique semble légitimée par les excellents résultats que l'on obtient dans les fractures de la rotule, lorsque l'on ouvre l'articulation pour faire la réunion des os au moyen de fils métalliques. La consolidation, paraît-il, serait plus complète (J. Bœckel, Kocher) que lorsqu'on sectionne le ligament rotulien. Disons encore que M. le docteur Bourgeois (de Berne) a eu l'occasion d'intervenir de cette façon chez un jeune homme atteint d'arthrite fongueuse. Seulement, au lieu de faire la suture osseuse, il a transfixé toute l'épaisseur des parties molles au-dessus du fragment supérieur, par un fil solide qui fut ensuite ramené jusqu'au-dessous du fragment inférieur, où on lui fit traverser alors le tendon rotulien et la peau, cette fois de la profondeur vers la superficie : ceci fait il devint facile de rapprocher aussi exactement qu'il était désirable les deux fragments osseux, et en serrant les deux chefs du fil, de le maintenir en contact. — Nous savons seulement, sans autres détails, que la réunion s'est faite, aussi nous ne rapportons ce fait qu'à titre de souvenir et de renseignement.

Nous rapprocherons de ces procédés celui à deux incisions longitudinales réunies par une transversale passant soit au-dessous de la rotule et sectionnant le ligament rotulien, soit au travers de l'os lui-même. Comme facilité d'exécution et comme résultat au point de vue de l'abrasion, il est tout ainsi simple et tout aussi sûr que les précédents.

Enfin, dans un cas (Obs. XXI) le professeur Kocher opéra comme il suit : Il fit une incision longitudinale en dedans du bord interne de la rotule, puis à partir de cette incision, il en conduisit une autre, perpendiculaire à la première, et qui suivait l'interligne articulaire pour s'arrêter vers le milieu de la face interne du genou. Une fois la rotule réclinée en dehors, et le genou fléchi, on put examiner commodément l'intérieur de l'articulation.

Nous ferons à ce procédé le reproche que nous avons fait aux incisions longitudinales. Malgré cette adjonction d'une seconde plaie tranversale, il ne nous paraît pas qu'il soit possible de pouvoir bien promener la cuiller tranchante dans tous les replis, de plus il coupe le ligament latéral externe. Cependant, dans les cas où l'incision verticale peut servir, il constitue une modification heureuse, en ce sens qu'il permet d'écarter plus facilement les lèvres de l'incision et donne par conséqnent plus de jour pour inspecter la jointure et pour extraire les produits fongueux.

En somme, de l'examen que nous venons de faire, nous arrivons à conclure ceci, c'est que la plupart des chirurgiens emploient les incisions transversales, courbes ou rectilignes dans la généralité des cas, à l'exclusion des longitudinales, qui ne peuvent servir que dans des occasions très restreintes. Comme la pratique d'une part, et l'expérimentation cadavérique d'autre part sont d'accord pour en montrer les avantages, il conviendra de les adopter toujours.

Quant à la section de la rotule, les documents nous manquent pour en juger la valeur, et nous nous contenterons de signaler la question.

ARTICULATION TIBIO-TARSIENNE.

L'articulation tibio-tarsienne ne présente pas à beaucoup près les mêmes inconvénients que le genou au point de vue du manuel opératoire de l'arthrotomie. Ici, plus de culs-de-sac anfractueux et profonds, plus de ligaments interosseux pour cloisonner la cavité et en dissimuler les recoins. Ajoutons à cela son étendue incomparablement plus restreinte, et l'on comprendra sans peine qu'il soit théoriquement plus facile d'avoir accès sur tous ses points. Nous disons théoriquement, car si l'on en juge par la multiplicité des procédés qui ont été proposés et employés, il ne doit pas en être tout à fait de même dans la pratique. Tous les alentours de l'articulation ont été successivement le point de départ d'incisions : les parties latérales, la face antérieure, la face postérieure ou la face inférieure. Chacun a voulu inventer sa méthode et la faire accepter comme la plus favorable, mais toutes n'ont pas reçu le même accueil et quelques-unes devront sans doute être reléguées au rang des procédés d'amphithéâtre. Passons-les en revue brièvement.

La manière de faire le plus généralement adoptée, est celle qui consiste à pratiquer une ou deux incisions latérales; que l'on veuille évacuer du liquide (Obs. XXI) ou que l'on se propose d'extirper les masses fongueuses (J. Bœckel, Kœnig) — Les ouvertures seront faites nécessairement, en dedans comme en dehors, au-devant des malléoles, à cause de la présence derrière elles des paquets tendino-vasculaires. Conduites de la façon indiquée par M. J. Bœckel dans l'observation XL, elles permettront de se rendre un compte exact des lésions et d'agir en connaissance de cause. Elles n'exposent d'ailleurs à léser aucun organe, car tous les tendons, tous les vaisseaux importants sont en dehors du champ d'opération. Les ligaments principaux sont complètement respectés, et sous le rapport de la solidité ultérieure du membre, il n'y a aucune crainte à avoir. Quant à la question de savoir si une seule ouverture est suffisante ou si il est bon d'en faire deux, nous ne pourrons que répéter ce que nous avons déjà avancé à propos du genou. Au point de vue opératoire seul, l'incision unique satisfera peut-être à toutes les exigences. mais au point de vue de l'écoulement des liquides deux nous paraissent indispensables: et en tous cas l'externe est celle que l'on devra choisir, à cause de la position déclive. L'interne pourra, comme dans les cas de M. J. Bœckel, être réduite à l'état de simple contre-ouverture.

Telle est la manière habituelle, mais des chirurgiens plus exigeants ont cherché mieux et se sont ingéniés à trouver d'autres voies qui puissent rendre la cavité articulaire encore plus accessible.

Hueter recommande d'y pénétrer par la face antérieure, en sectionnant transversalement toutes les parties molles d'une malléole à l'autre. L'opérateur récline le lambeau par en haut, et l'articulation béante n'a plus de secrets pour lui. On résèque alors ou on abrase les fongosités, et l'on termine par la suture des tendons et des nerfs. Le tout, cela va sans dire, avec les précautions antiseptiques. Hueter déclare avoir obtenu des résultats excellents. Les tendons se soudent, les nerfs se réunissent et le fonctionnement du pied n'est pas altéré. Nous aimons à le croire, mais nous doutons fortement que ce procédé fasse fortune auprès des chirurgiens prudents, car il faut avoir une confiance bien robuste dans l'efficacité d'une suture pour faire courir à un malade les chances d'une semblable intervention.

Nous en dirons autant du procédé qui consiste à trancher le tendon d'Achille et les plans musculaires en rapport avec la face postérieure de l'articulation. La suture tendineuse, si elle échoue, aurait encore des conséquences plus désastreuses, et il est à supposer que ce moyen n'aura jamais qu'un intérêt purement historique.

Pour clore la série il nous reste à décrire une opération à laquelle nous avons fait précédemment allusion et qui été décrite en 1882 par le Dr Busch de Berlin (1).

Le chirurgien allemand, peu satisfait des procédés que nous venons d'énumérer adopte le dernier chemin qui restait pour entrer dans l'articulation du cou-de-pied, c'est-à-dire le plan inférieur.

L'occasion se présenta bientôt de mettre ses idées en pratique, et voici comment il procéda :

Incision verticale partant d'une malléole, passant transversalement sous la plante du pied, et allant aboutir à la pointe de l'autre malléole. Vers ses deux extrémités, elle n'intéresse que la peau, mais à la plante elle coupe du premier coup toutes les parties molles jusqu'à l'os. Après avoir écarté soigneusement les tendons et les vaisseaux rétro-malléolaires des deux côtés, on sectionne alors avec la scie toute la partie postérieure du calcanéum, depuis le devant de la grosse tubérosité jusqu'au bord postérieur de la surface articulaire astragalo-calcanéenne postérieure. — Ces manœuvres ont pour résultat de laisser relever en arrière le lambeau constitué par la partie la plus reculée du talon, et de mettre à jour l'articulation tibio-tarsienne et astra-galo-calcanéenne. — A ce moment de l'opération le Dr Busch s'aperçut que cette dernière était envahie par les masses fongueuses, et que l'astragale, os et cartilage d'encroûtement, présentait des lésions avancées. On enleva alors séance tenante, l'os en question. La cavité tibio-tarsienne largement béante put alors être facilement débarrassée de toutes les fongosités qui l'obstruaient. Après nettoyage complet, les surfaces de section du calcanéum furent soi-

(1) Loc. cit.

gneusement affrontées l'une à l'autre et fixées dans cette situation par deux sutures métalliques. — On termina l'opération par la réunion de la plaie cutanée. Les extrémités correspondantes aux malléoles furent laissées ouvertes pour l'écoulement des liquides.

Nous avons voulu répéter nous-même sur le cadavre le procédé dont nous venons de donner la description, et voici les résultats auxquels nous sommes arrivé.

Toute la première partie de l'opération n'offre aucune difficulté, la section du calcanéum se fait facilement et aucun organe ne se trouve lésé par la scie. Puis, une fois que l'on a relevé le lambeau en arrière on peut très commodément examiner la cavité tibio-tarsienne. Cependant sur le cadavre, à l'état normal il n'est pas possible, à moins de sectionner les ligaments latéraux de l'articulation, de voir la partie antérieure de la capsule. — Si l'on veut alors extirper l'astragale, on éprouve des difficultés considérables. Après avoir sorti de sa gouttière le tendon du long fléchisseur propre du gros orteil et l'avoir réclienné dedans, on tranche les ligaments latéraux, péronéo-astragalien et tibio-astragalien. Mais l'os tient toujours solidement. Le ligament interrosseux du sinus tarsien s'oppose énergiquement à toute tentative d'énucléation et il faut alors luxer le pied en dehors pour pouvoir insinuer la pointe du scalpel dans la partie la plus reculée du sinus, en dedans de la gouttière du long fléchisseur. Par ces manœuvres et en procédant petit à petit, avec précaution, on parvient avec beaucoup de mal à couper tout lés ligaments; ceci fait, par des tractions vigoureuses on écarte les surfaces articulaires du tibia et de l'astragale l'une de l'autre et on achève l'opération par la section des liens fibreux de la partie antérieure.

Sur un pied normal cette opération est pénible, de plus on ne sait pas toujours ce que l'on fait, car on est obligé de manœuvrer la pointe du bistouri à une assez grande profondeur, entre des os intimement unis, et l'on peut s'exposer à faire des dégâts inutiles. Aussi l'expérimentation dans ce cas ne suffit pas pour porter un jugement, car sur le malade atteint de tumeur blanche, les conditions sont absolument différentes : les ligaments sont relâchés, le sinus du tarse souvent rempli de fongosités qui ont détruit les liens fibreux qu'il renferme, les os amoindris ; toutes circonstances qui facilitent évidemment les manœuvres.

L'avantage du procédé de Busch est de permettre au chirurgien de se rendre compte de l'état d'une grande partie des articulations et des os du tarse. A ce point de vue il mérite notre attention, et nous avons tenu à le signaler, ne serait-ce encore qu'à cause de son originalité.

De l'examen que nous venons de faire, il ressort que deux procédés restent seuls en présence : le procédé à incisions latérales, et le procédé de Busch. Auquel donnerons-nous la préférence. Le premier est employé depuis longtemps par des chirurgiens d'une autorité incontestable ; son exécution est d'une simplicité élémentaire et il n'expose à aucun accident immédiat ou tardif, enfin les résultats qu'il a donnés sont aussi satisfaisants que possible. Le second, plus brillant, mais plus compliqué, produit des délabrements assez considérables qui peuvent devenir la source de dangers sérieux, de plus il n'a pas comme son rival la sanction de l'expérience : de telle sorte que sans vouloir préjuger de son avenir, nous restons partisan des incisions latérales jusqu'à plus ample information.

ARTICULATION DU COUDE.

Un accord unanime règne sur la façon dont il faut pratiquer l'arthrotomie du coude. C'est en arrière, de chaque côté de l'olécrâne, que la cavité est accessible. Seulement, ici encore, comme pour d'autres articulations, chaque cas particulier pourra modifier la règle de conduite. L'Observation X (Première de Létiévant) le prouve assez. La présence plus superficielle en un point particulier de masses fongueuses, autorisera à faire varier la situation de l'incision. Ce qu'il est indispensable de ne pas perdre de vue, c'est la présence, en dedans de l'olécrâne du nerf cubital, en dehors, du radial. M. Létiévant recommande de faire, en règle générale, les incisions assez en arrière pour que l'on puisse laisser ces deux nerfs en avant. Cependant, il est à remarquer que le nerf cubital affecte avec l'olécrâne des rapports beaucoup plus intimes que le radial, de telle sorte que si l'on veut se conformer au précepte précédent, il faudra, pour faire l'incision interne, raser pour ainsi dire cet os avec le bistouri, tandis que l'incision externe pourra sans inconvénient s'en écarter un peu. Nous ne verrions aucun obstacle à ce que l'on fît l'ouverture du côté cubital plus en avant. La synoviale n'en sera guère plus difficile à atteindre et le cordon nerveux sera sûrement évité. L'essentiel, répétons-le, est de se rappeler ces rapports ; en coupant les tissus avec précautions, couche par couche, on pourra toujours facilement se tenir à distance de la zône dangereuse.

Pour l'articulation scapulo-humérale et l'articulation de la hanche, nous n'avons pas trouvé dans nos observations des renseignements suffisants pour nous permettre de poser les règles opératoires. Aussi, voulant combler cette lacune, avons-nous fait quelques recherches sur le cadavre. Nous allons en exposer les résultats, sans entrer dans de grands détails. Notre intention a été uniquement de voir quels sont les endroits les plus favorables pour aborder l'articulation et pour permettre l'écoulement ultérieur des liquides. Mais il faut le reconnaître, de telles expériences n'ont pas grande valeur. Sur le malade, on sera souvent contraint d'adopter une ligne de conduite toute différente, motivée par la présence de foyers purulents ou fongueux, voire même de fistules ; et puis l'opération sera plus facile : la capsule est distendue, les liens fibreux ramollis ; on pourra écarter les surfaces articulaires, les luxer au besoin, chose impossible sur l'articulation normale ; et là où une seule ouverture suffirait à l'abrasion des fongosités, sur le cadavre il en faudra plusieurs pour explorer l'articulation dans toute son étendue.

Ces réserves faites, indiquons nos conclusions.

ARTICULATION SCAPULO-HUMÉRALE.

Nous pouvons pénétrer dans l'articulation de l'épaule par deux voies différentes : par sa partie postérieure ou par son plan antérieur.

Par *la partie postérieure* : Incision de 8 à 10 centimètres partant de l'angle postéro-externe de l'acromion et se dirigeant en bas et en dehors dans le sens des fibres du deltoïde. Section de la peau, tissu cellulaire sous-cutané et muscles.

On arrive ainsi sur une couche de tissu graisseux lâche qui double la face profonde du deltoïde et qui recouvre le sous-épineux et le petit-rond. C'est dans l'interstice

de ces deux muscles qu'il faut manœuvrer la sonde cannelée ou le doigt pour tomber sur la capsule. Il arrive quelquefois que la séparation entre les deux corps charnus
n'est pas nette, dans ce cas, il n'y aurait aucun inconvénient à les sectionner suivant le sens de leurs fibres avec
le bistouri, en se rapprochant de leur insertion à l'humérus. Une fois que la capsule articulaire est à nu, il devient
facile de la couper à petits coups de pointe et de pénétrer
dans l'intérieur de la cavité articulaire. Cette incision
n'expose à léser aucun organe important.

Les vaisseaux et le nerf circonflexe sont plus bas, au-
dessous du petit-rond et en ne dépassant pas son bord
inférieur, on ne risque en aucune façon de les blesser.

Dans les cas d'arthrites purulentes, elle serait suffisante
pour assurer l'écoulement du pus et l'exploration de la
jointure, mais si l'on voulait pratiquer le raclage, une incision antérieure nous paraît indispensable pour avoir
accès sur le devant des surfaces articulaires.

Cette *incision antérieure* commence à un travers de doigt
en dehors de l'extrémité de l'apophyse coracoïde et se
dirige en bas et légèrement en dehors, dans une étendue de
8 à 10 centimètres.

Section de la peau et de la couche graisseuse sous-cutanée, ainsi que des fibres les plus internes du deltoïde. Au-
dessous de lui, on trouve, en dedans : le bord externe du
court chef du biceps, et en dehors de lui, la coulisse bici-
pitale avec le tendon qu'elle contient. En dirigeant les
recherches vers l'angle inférieur de la plaie, on aperçoit
ce tendon à sa sortie de la gouttière. La sonde cannelée
introduite alors dans le prolongement de la synoviale,
pénètre dans la capsule. Avec le bistouri on fend toutes les
parties fibreuses et l'articulation se trouve largement

ouverte, sans que l'on ait lésé aucun vaisseau ni aucun nerf.

ARTICULATION COXO-FÉMORALE.

Dans les quelques observations d'arthrites fongueuses de la hanche que nous avons recueillies, il est dit que l'arthrotomie a été pratiquée par une incision antérieure, sans plus de détails. Nos recherches nous ont conduit à adopter deux points de repère pour pénétrer dans la jointure.

Incision postérieure. — On conduit le bistouri à un bon travers de doigt en dedans du trochanter, verticalement dans une étendue de dix à douze centimètres et à partir d'un point situé à deux ou trois centimètres au-dessus de l'extrémité de cette apophyse. Section de la peau, tissu cellulaire sous-cutané. On découvre alors le grand fessier que l'on fend dans toute cette étendue. Au-dessous de lui on tombe sur une couche de tissu cellulaire qui recouvre les muscles pelvi-trochantériens. En ayant soin de placer la cuisse dans la rotation en dehors, on relâche ces muscles, et on cherche l'interstice qui sépare le carré crural du corps musculaire formé par la réunion des deux jumeaux et de l'obturateur interne. Celui-ci est facile à reconnaître à la présence de son tendon brillant et nacré. On écarte facilement ces muscles l'un de l'autre et l'on découvre la partie postérieure de la capsule, à l'endroit où la synoviale forme un bourrelet demi-circulaire. Son ouverture se fait sans difficulté et permet d'explorer une grande partie de la cavité séreuse, si l'on a soin d'imprimer à la cuisse des mouvements de rotation en différents sens.

Incision antérieure. — On sectionne la peau à partir du point de jonction du tiers moyen avec le tiers externe de l'arcade de Fallope. Une fois le tissu cellulaire coupé, on met à découvert l'aponévrose fémorale unie à celle du muscle psoas.

On l'incise sur la sonde cannelée avec beaucoup de soin pour éviter de léser les branches de division du nerf crural qui sont interposées aux fibres musculaires et à l'aponévrose ; puis, ce nerf étant récliné en dedans on décolle avec le doigt toute l'aponévrose jusqu'à la face profonde du muscle. La manœuvre est facile si l'on a eu soin de fléchir la cuisse sur le bassin et de la mettre dans la rotation en dehors. On sent alors la tête fémorale recouverte de sa capsule, qui roule sous le doigt. On l'ouvre facilement et on complète ainsi l'exploration commencée par l'incision postérieure.

ARTICULATION RADIO-CARPIENNE.

Les incisions latérales sont celles que l'on emploie généralement. Ce sont les mêmes que pour la résection, et elles sont trop connues pour que nous nous attardions à les décrire. Cependant l'incision unique dorsale que M. Eug. Bœckel a préconisée pour la même opération, remplirait peut-être dans la majorité des cas d'arthrites avec épanchement, toutes les conditions indiquées.

SOINS CONSÉCUTIFS. — PANSEMENTS.

Nous venons de voir comment il convenait de pratiquer l'arthrotomie sur les différentes articulations, il nous reste maintenant à parler des soins qui doivent accompagner l'opération et de ceux que réclame la plaie dans les jours qui vont suivre, jusqu'à la guérison définitive.

Trois modes de pansement vont fixer notre attention : le *pansement de Lister*, le *pansement à l'iodoforme* et le *pansement avec suture secondaire*. Les deux premiers sont trop connus pour que nous nous y arrêtions longtemps ; quand au *troisième*, comme il est encore peu répandu, du moins en France, et que nous avons eu l'occasion de le voir employer dans la clinique de son inventeur, M. le professeur Kocher (de Berne), nous tâcherons de rapporter les faits tels que nous les avons vus, sans idées préconçues, trop heureux si nous pouvons intéresser le lecteur et lui en faire retirer quelque profit.

Pansement de Lister. — Tout le monde sait trop bien tous les détails de la pratique de Lister, pour que nous perdions notre temps à les rappeler. Inutile de décrire les précautions préliminaires, lavages de la région, désinfection des instruments, des aides, etc ; les pièces de pansement ; éponges, gaze, mackintosh, fils de suture, etc.

Quelques points spéciaux seuls méritent de fixer notre attention.

Et d'abord disons quelques mots de la pulvérisation phéniquée. Est-elle indispensable ? D'après les auteurs les plus autorisés, on peut répondre hardiment que non. Elle n'est qu'avantageuse. A ses débuts Lister opérait sans pulvérisation, et les résultats étaient tout aussi bons ; aujourd'hui encore, beaucoup de chirurgiens ne l'emploient pas, soit de parti pris, soit que, comme cela arrive dans la pratique privée, on n'ait pas sous la main l'appareil nécessaire. Cependant si on ne s'en sert pas, il faut bien se pénétrer de ce principe, que le point le plus important du traitement est de purifier tout ce qui touche à la plaie (Watson-Cheyne). L'air ambiant contient des germes, qui sans cesse en contact avec les mains de l'opérateur, les instruments ou la plaie, finiront par l'infecter, si la pulvérisation n'est pas là pour purifier cet air et tuer ces germes ; il faudra donc réitérer les lavages avec la solution antiseptique, ne pas craindre de plonger les instruments dans l'acide phénique dès qu'ils seront souillés, et les mains chaque fois qu'elles auront été en contact avec un liquide organique rapidement septique comme le pus. Ce que font ces lavages, la pulvérisation le fait plus simplement en créant autour du champ opératoire une atmosphère aseptique. Ceux-ci pourront donc remplacer celle-là qui, cependant, dans aucun cas, ne devra empêcher de prendre les précautions que nous venons d'indiquer. Le chirurgien n'aura jamais à se repentir d'avoir été trop méticuleux et trop propre.

On se servira avec avantage pour ces lavages d'un simple vase en verre, muni d'un tube de caoutchouc, gradué ou non. Il sera facile de se rendre un compte exact de la quantité de liquide et par conséquent d'acide phénique utilisé. Car on ne doit pas non plus perdre de vue qu'il faut être réservé dans son emploi et que les exemples d'intoxication phéniquée (Obs. XXI d'arthrite fongueuse), surtout chez les enfants, ont été trop souvent la cause d'une prodigalité inconsidérée. De sorte qu'en définitive, comme la pulvérisation phéniquée a tous les avantages du lavage sans en avoir les inconvénients, nous croyons que chaque fois qu'on le pourra il sera préférable de s'en servir.

Une autre question qui surgit, est celle du drainage et de la suture. Le drainage dans la méthode de Lister a une importance capitale. Dans les premières heures qui suivent l'opération, la plaie laisse écouler une quantité considérable de sérosité ou de pus, soit que ces liquides aient été produits sous l'influence de l'antiseptique mis en contact avec les surfaces de la plaie, soit qu'ils proviennent de la synoviale altérée primitivement dans le sens d'une sécrétion anormale. Le drainage est absolument nécessaire pour assurer cet écoulement. Le fait est indiscutable: si on en veut une démonstration, on n'a qu'à lire nos observations XXII d'arthrite purulente et XVII d'arthrite fongueuse. Aussitôt que les produits de sécrétion éprouvent quelques difficultés à sortir au dehors, des accidents apparaissent bientôt. La fièvre se rallume, des douleurs surviennent, et le chirurgien averti n'a qu'à se hâter s'il ne veut pas voir se déclarer des symptômes plus graves. Comment alors faut-il agir pour se mettre à l'abri de ces surprises ?

Tout d'abord par des incisions ménagées dans les points de la synoviale les plus favorables. Nous avons suffisamment insisté sur cette question pour qu'il soit superflu d'y revenir. En second lieu par un choix raisonné de la nature du drain à employer et de la manière de l'utiliser.

Les systèmes de drainage les plus communément usités sont : le tube en caoutchouc de Chassaignac, le drainage au catgut préconisé par M. John Chiene, d'Edimbourg, et le drainage avec les crins de cheval proposé par M. White. Ajoutons à ces moyens les tubes en verre ou en métal qui présentent sur les tubes en caoutchouc certains avantages.

Nous ne parlerons pas des conditions que doit remplir un bon drain de caoutchouc (dimension, résistance, souplesse, etc.); disons seulement qu'il est très important, d'après des chirurgiens autorisés (Scriba, Lucas Championnière, Bœckel), de ne pas les employer trop longs. La pratique qui consiste à les faire pénétrer dans toute la largeur de l'articulation est généralement repoussée parce

que le contact de ce corps étranger avec des surfaces cartilagineuses ou osseuses si disposées à s'enflammer ne peut
avoir que des conséquences fâcheuses. Tout au moins,
devra-t-on le laisser en place très peu de temps, et s'em-
presser de le ramener à des dimensions plus modérées, dès
que la sécrétion aura diminué. Le plus souvent un drain
court, dépassant très peu la face profonde des tissus, rem-
plira toutes les indications.

Le drainage par capillarité au moyen de fils de catgut
résorbable réunis en faisceau est un bon moyen dans
beaucoup de circonstances ; mais lorsqu'il s'agit d'une articulation, nous croyons qu'il faut mieux le rejeter, parce que
le catgut peut être absorbé trop tôt, à une époque où le
drainage est encore nécessaire. — On a bien proposé dans
ces derniers temps un catgut préparé à l'acide chromique
qui serait plus réfractaire à la résorption, mais il se résorbe
quand même et se trouve, de ce chef, passible de la même
objection. — Les crins de cheval n'ont pas cet inconvénient;
de plus, grâce à leur souplesse, ils peuvent être introduits
dans des replis plus ou moins sinueux, et comme ils drai-
nent par capillarité, ils pourront être comprimés sans danger, ce qui est un avantage sur le tube de caoutchouc ; et
puis avec eux il n'y a pas à redouter d'oblitération. Le seul
reproche qu'on puisse leur faire, c'est que, quand le liquide
à évacuer est épais ou mélangé de grumeaux, ils ne peuvent
être d'aucune utilité. On fera donc bien de les réserver au
drainage par les contre-ouvertures, l'incision principale
livrant passage à un tube, soit de caoutchouc, soit d'une
autre matière.

Les tubes de verre ou de métal n'ont pas certains des
désavantages qu'ont les tubes de caoutchouc : ils sont
incompressibles et ne s'altèrent pas par leur séjour au

milieu de liquides organiques. Jusqu'à présent, le verre seul était usité, on n'avait pas trouvé le moyen de fabriquer des tubes de métal d'une façon assez satisfaisante. De plus, ils étaient très dispendieux. — M. Lucas Championnière vient de remplir cette lacune (Présentation à la Société de Chirurgie. — Séance du 3 octobre 1883. — *Gazette des Hôpitaux* du 13 octobre) en faisant construire des tubes métalliques en aluminium, minces et légers, qui se laissent tailler au couteau. Il propose aussi des drains en caoutchouc durci, ayant en petit la forme du spéculum de Fergusson et de tailles différentes. On peut les nettoyer aisément, même avec de l'eau bouillante, et un jeu suffit à tous les besoins. Ces mêmes tubes ont été construits en celluloïde, mais ils sont altérés par les acides et s'usent rapidement.

Telles sont les différentes variétés que l'on peut employer. A part les restrictions que nous avons faites pour le catgut et les crins de cheval, nous croyons qu'on peut indifféremment prendre l'un ou l'autre de ces tubes, pourvu que l'indication soit remplie, et que l'on en surveille attentivement le fonctionnement.

Cette question éclaircie et le drainage accepté, combien de temps faut-il laisser le tube en place? On ne peut évidemment pas poser de règle. Tant qu'il y aura un écoulement, il faudra le maintenir. Au chirurgien à apprécier le moment favorable. Cependant, en principe, il est extrêmement utile de l'enlever le plus tôt possible, pour ne pas s'exposer à des fistules articulaires, et, dans tous les cas, de le raccourcir chaque fois qu'on renouvelle le pansement.

Si nous cherchons à établir, d'après nos observations, quelle a été la durée de son maintien, nous arrivons aux résultats suivants :

Pour les arthrites purulentes, lorsqu'on a placé deux tubes, le laps de temps écoulé entre l'enlèvement du premier et la suppression définitive est assez considérable. Celui-ci peut disparaître sans inconvénient du quatrième au huitième jour, le dernier ou les derniers, dix à quinze jours après seulement, en moyenne. Lorsqu'on n'en met qu'un seul, ce qui est rare et pas à conseiller, il disparaît évidemment au bout de ce maximum de temps. Ce fait s'explique parfaitement puisque l'on sait que c'est dans les premiers jours que la sécrétion anormale est la plus active. De sorte que dans la majorité des cas on peut définitivement supprimer tout drain du quinzième au vingtième jour, conclusions conformes à celles de MM. Bœckel, Lucas Championnière, et nous croyons que ce temps pourrait être abrégé si on emploie des drains courts, par la raison que nous avons indiquée plus haut.

Dans les hydarthroses, la moyenne est sensiblement la même. Le temps le plus court a été de quatre jours (Obs. VI), le plus long (Obs. III) cinquante jours, et il faut remarquer que dans ce dernier cas, les incisions avaient d'abord été insuffisantes; il y a donc tout lieu de supposer que si, dès le principe, l'opération avait été largement pratiquée, la durée du traitement eut été considérablement abrégée.

Dans les arthrites fongueuses, et on s'en rend facilement compte, il faut laisser les drains beaucoup plus longtemps en place, condition éminemment défavorable, attendu qu'avec des tissus aussi modifiés dans leur structure que le sont ceux qui constituent et entourent l'articulation, la rétractilité a perdu une grande partie de sa puissance, et on peut craindre qu'une fois le tube enlevé, elle ne suffise plus à oblitérer le trajet qui a eu le temps de s'organiser autour de lui. Ce fait a engagé certains chirurgiens à faire du drainage à distance, en quelque sorte : c'est-à-dire, à suturer complètement la plaie opératoire, et à pratiquer dans une région plus éloignée, en dehors par conséquent du champ altéré, une large contre-ouverture destinée à livrer passage au tube évacuateur. Dans ces conditions, le trajet se fermerait beaucoup plus vite et d'une façon définitive. C'est précisément ce phénomène qui a été le point de départ de la méthode de suture secondaire, de M. Kocher, qui supprime tout drainage. En attendant le moment de revenir sur cette question, voyons ce que nos observations nous apprennent.

Pour le genou, la moyenne paraît être de trois à cinq semaines. Dans un cas, cependant (Obs. XI), le tube ne fut enlevé que cinquante-deux jours après, mais on s'était servi d'un drain qui traversait de part en part la jointure. L'adjonction du chlorure de zinc paraît diminuer la sécrétion purulente et par conséquent permettre de suspendre de meilleure heure le drainage. Nous ne voulons pas être affirmatif, car nos données sont trop incomplètes (Obs. XX et XXXI), les deux cas que nous avons, donnent vingt jours et neuf jours. Pour d'autres articulations plus petites, dans presque tous les cas on a retiré les tubes dans les mêmes limites de temps, peut-être plus tard même. La moyenne est de un mois et demi. Mais le fait n'a rien de bien étonnant, car ce résultat a été obtenu tout justement chez des individus d'un certain âge qui n'ont pas guéri complètement : tels que les cas de Létiévant. Chez un enfant de six ans et chez un autre de quatre (Obs. XXIX et XXX), pour une lésion du coude et de l'articulation tibio-tarsienne, les drains ont pu être enlevés définitivement le sixième jour. La durée du drainage est donc directement proportionnelle à la durée totale du traitement. Quant au drainage dans les plaies pansées avec l'iodoforme, nous aurons à en parler spécialement dans le paragraphe suivant.

Une fois les tubes convenablement placés et maintenus dans la plaie, il faut pratiquer une injection dans la cavité articulaire avec la solution phéniquée forte pour la débarrasser une dernière fois des liquides organiques qu'elle peut contenir et pour s'assurer aussi que l'écoulement par les tubes se fait dans de bonnes conditions. Beaucoup de chirurgiens, Lister le premier, utilisent à la fin de l'opération le chlorure de zinc en solution à 1/10 ou 1/12. Le pouvoir antiseptique de ce composé en fait un agent précieux lorsqu'il s'agit de suppurations établies ou de plaies anciennes, et dans le cas particulier d'abrasion de fongosités il constitue un adjuvant presque indispensable. Nous avons déjà eu l'occasion d'en parler à propos des résultats généraux de l'arthrotomie. — On l'emploie de la façon suivante : Une fois la cavité articulaire bien nettoyée, qu'il s'agisse d'une arthrite purulente ou d'une arthrite fongueuse, on introduit dans son intérieur une éponge fine, montée sur une tige de bois ou sur une pince, et imbibée de la solution au titre voulu ; puis on la presse doucement sur toute la surface de la synoviale juste assez pour la mouiller superficiellement. Il se forme une mince escarre blanchâtre qui n'entrave en rien la réparation. On termine le tout par une irrigation copieuse avec la solution phéniquée forte pour enlever l'excès de chlorure de zinc, et le reste du pansement se fait comme d'habitude.

Ce serait perdre notre temps que de vouloir décrire la façon dont on emploie le silk protectiv, les compresses de gaze phéniquée, etc. Tout se fait comme dans les cas ordinaires et l'arthrotomie sous ce rapport n'offre rien de particulier. Lorsque nous aurons dit quelques mots de l'iodoforme et de son emploi, nous reviendrons sur certains détails d'une importance assez considérable, dont la pratique est commune à ce dernier pansement et au pansement de Lister.

Pansement à l'iodoforme. — Le pansement à l'iodoforme a été, comme nous l'avons vu, utilisé dans une bonne partie de nos cas d'arthrotomie pour arthrite fongueuse, en particulier sur l'articulation tibio-tarsienne. Outre la puissance antiseptique de cette substance, supérieure à celle de tous les autres antiseptiques connus, chacun sait qu'il est actuellement démontré qu'elle agit d'une façon toute spéciale sur les granulations fongueuses. Nous ne saurions mieux faire que de renvoyer pour les détails de cette question à l'excellent travail (1) de notre ami, M. le docteur Rohmer, professeur agrégé à la Faculté de Nancy. Que l'on nous permette cependant d'indiquer sommairement d'après lui les points les plus essentiels.

Et tout d'abord, l'usage de l'iodoforme permet de laisser de côté l'emploi de tous les autres antiseptiques comme adjuvants. Ses propriétés antizymotiques particulières, sa présence dans la plaie d'une façon permanente jusqu'à la guérison définitive, assurent complètement l'antisepsie. L'eau pure suffira pour les lavages au cours de l'opération et la pulvérisation phéniquée pourra être supprimée sans inconvénients. Cependant l'on peut voir que M. J. Bœckel (Obs. XL), une fois l'abrasion des fongosités terminée, a promené dans l'articulation une petite éponge imbibée d'une solution de chlorure de zinc au 1/10, et nous ne

(1) Du Pansement à l'Iodoforme. *Revue de Chirurgie.* — Juillet 1882 et suiv.

croyons que cette pratique ait modifié en quelque chose les suites de l'opération. La question ne doit pas avoir une importance bien considérable. Ce qui en a plus, c'est le nettoyage minutieux et complet des cavités fongueuses. Avec la cuiller tranchante, on aura soin de bien enlever toutes les portions suspectes sur l'os ou sur les parties molles jusqu'à ce qu'on arrive sur les tissus sains, puis, à l'aide des ciseaux, on égalisera toute la surface de la plaie en retranchant les parties saillantes, ou les lambeaux de peau amincis, comme on en rencontre à l'orifice des fistules. Ceci fait, on étalera sur toute l'étendue des parois de la jointure une mince couche de poudre. La quantité à employer est assez difficile à indiquer à l'avance. M. J. Bœkel parle de 2 grammes pour une articulation du cou-de-pied ; 5 à 6 suffiront généralement pour un genou. L'essentiel est d'être prudent, surtout chez les enfants, pour ne pas s'exposer à des dangers d'intoxication, et une couche épaisse de 3 à 4 millimètres répondra à toutes les indications.

Le drainage a, dans ce pansement, tout autant d'importance que dans le Lister, seulement, comme en général, la sécrétion des premiers jours est bien moins abondante qu'avec celui-ci, les tubes pourront être retirés de meilleure heure. — Dans nos observations, ils ont pu être supprimés définitivement au bout d'un temps qui a varié entre 4 et 17 jours. Bien entendu, les premiers sont enlevés bien plus tôt, dès le premier pansement après l'opération.

Le reste du pansement se compose de gaze iodoformée que l'on place en couches unies ou sous forme de tampons froissés, de coton hydrophile ou de coton ordinaire ; le tout recouvert d'une étoffe imperméable.

Ici se présente la question de savoir s'il faut suturer les plaies. La réponse reste la même, que l'on ait employé le pansement de Lister ou l'iodoforme. Dans les deux cas, l'indication ne varie pas : il faut que les liquides sécrétés par la synoviale trouvent une libre issue au dehors ; par conséquent tout ce qui pourra les arrêter dans leur marche devra être soigneusement écarté. Est-ce à dire pour cela que ce soit une faute grave de réduire les dimensions d'une longue plaie par quelques fils ? Non sans doute, mais à la condition expresse que le drainage soit soigneusement fait et la cavité articulaire exactement vidée. La sécrétion sera si peu abondante qu'une ouverture de quelques centimètres sera suffisante pour lui permettre de s'écouler. Tout dépendra donc de l'étendue de l'incision opératoire ; et ceci s'applique spécialement au genou, où elle a communément de douze à quinze centimètres de longueur. Nous croyons donc, conformément à nos observations, qu'il n'y aura pas d'inconvénient à poser quelques sutures métalliques pour réunir une de ses extrémités. La guérison ne pourra qu'être accélérée par cette manière de faire, tandis que pour le coude ou pour l'articulation tibio-tarsienne en raison même de la petitesse relative des plaies, on serait parfaitement autorisé à les maintenir, suivant l'exemple de M. J. Bœckel, complètement ouvertes.

Quoi qu'il en soit, si l'on fait une réunion partielle, les fils devront traverser toute l'épaisseur des parties molles, y compris la synoviale, et l'affrontement des lèvres de la plaie sera fait aussi exactement que possible, sans cependant trop serrer, pour éviter l'étranglement.

Dans les jours suivants il faudra surveiller attentivement la ligne de réunion. Au moindre symptôme de tension, gonflement, rougeur, sans hésitation on doit faire sauter les fils, au besoin même rouvrir la plaie avec le doigt ou le stylet. On évitera ainsi sûrement des accidents graves. Si aucun phénomène insolite ne se produit, la cicatrisation par première intention sera complète au bout de peu de temps, quatre ou cinq jours au plus. Les fils seront alors coupés et pourront être laissés en place pendant vingt-quatre ou quarante-huit heures. Cette pratique a pour but de laisser encore un peu d'appui aux lèvres de la plaie et de leur permettre d'achever leur agglutination complète.

Cette question de détail éclaircie, il nous reste pour terminer l'étude du pansement, à rechercher s'il faut immobiliser le membre opéré.

Lorsqu'on pratique une arthrotomie, on cherche non seulement à guérir le malade, mais encore à le guérir dans les meilleures conditions ; et le but à atteindre maintenant, est la conservation des mouvements de l'articulation. Or, il est bien évident qu'un repos prolongé ne peut qu'aller à l'encontre de ce résultat : aussi, tous les chirurgiens sont-ils d'accord pour restreindre dans des limites assez étroites l'emploi des appareils inamovibles. Une simple gouttière suffira dans la majorité des cas. Parfois même, lorsqu'il s'agissait du pied, on s'est contenté d'entourer le pansement d'une simple bande de tarlatane apprêtée, et de le faire reposer sur un coussin. Chez des adultes on pourra se contenter d'agir ainsi, mais chez l'enfant, il est difficile d'obtenir la tranquillité indispensable en pareille circonstance, et des accidents inflammatoires sont survenus parfois (Obs. XLII). Il sera donc bon de surveiller attentivement i articulation, et à la moindre menace de placer un appareil, plâtré ou autre. Si l'ankylose est inévitable, il n'y a, bien entendu, aucun intérêt à s'en passer.

Cet appareil devra être enlevé le plus tôt possible, dès que les drains auront été retirés et que tous les phénomènes tels que : gonflement, douleurs, spontanées ou à la pression, auront disparu. On pourra alors commencer immédiatement à imprimer quelques mouvements à l'articulation, mais avec prudence, et progressivement jusqu'à ce que le malade soit en état de s'exercer lui-même sans danger. A ce moment des bains, des douches, seront très utiles. L'électricité, s'il y a atrophie des muscles, pourra de même être employée avec avantage. Enfin dans certaines circonstances, des opérations ultérieures pourront être indiquées pour remédier aux difformités consécutives auxquelles nous avons fait allusion. Nous n'en reparlerons plus.

Les détails dans lesquels nous venons d'entrer nous ont un peu détourné de notre sujet. Il nous faut, maintenant que la plaie est pansée suivant les règles habituelles, voir comment les choses vont se passer les jours suivants.

Les suites, en règle générale, sont fort simples. Le premier résultat qui frappe, et qui a été noté presque partout dans les arthrites purulentes, c'est la diminution des douleurs, et parfois leur cessation complète. Ce fait n'a pas lieu de nous surprendre, si l'on admet que la distension excessive de la synoviale est la cause des souffrances qu'endure le patient. Mais l'incision seule suffit à l'expliquer. L'action anesthésique de l'acide phénique doit y être pour peu de chose, et tout au plus peut-on invoquer l'absence d'irritation de la plaie. Cette sédation de l'état général n'est du reste pas particulière à l'opération qui nous occupe. On l'a observée dans toutes celles où le pansement de Lister a été mis en usage, ce qui a fait dire à M. Lucas Championnière : « Qu'un des faits les plus caractéristiques des services où la méthode antiseptique est employée est l'aspect des opérés qui, libres de fièvre et de douleurs, mangent et dorment et réparent leurs forces dans le calme complet. »

Cette absence, ou tout au moins cette diminution dans la fièvre, est signalée aussi dans presque toutes nos observations. Il est très rare qu'au bout de trois ou quatre jours, la température ne soit pas redescendue à son niveau normal. Outre qu'avec l'acide phénique ou l'iodoforme, la fièvre traumatique est réduite à son minimum, la suppression de la cause qui entretenait l'élévation de température explique suffisamment le phénomène et nous dispense de tout commentaire. Mais si, dans la suite, le thermomètre indique une ascension, c'est que quelque chose d'insolite se passe et le chirurgien devra examiner avec le plus grand soin toute la région opérée. Souvent un rien suffit pour la provoquer, une suture trop serrée, un tube bouché, quelquefois aussi un abcès. Chaque fois l'accident porte avec lui son indication particulière ; ce qu'il faut retenir, c'est que le thermomètre sera toujours le guide le plus fidèle et le plus sûr et que l'on ne devra jamais, sous aucun prétexte, négliger d'y avoir recours.

Nous n'aurons plus rien de spécial à signaler quand nous aurons dit que le pansement phéniqué demande généralement à être renouvelé assez fréquemment, au moins une fois par jour, pendant la première semaine. La quantité de liquide sécrété dirigera, dans chaque cas, la conduite du médecin. Mais à mesure qu'on s'éloigne de l'époque de l'opération, il sera bon de les espacer de plus en plus, jusqu'à la suppression définitive. Sous ce rapport, le pansement à l'iodoforme a l'avantage, car il n'est besoin de le remplacer que rarement. Il est utile de faire le premier changement au quatrième ou cinquième jour, époque à laquelle on enlèvera une partie des sutures, et, lorsque la guérison marchera sans encombre, l'on enlèvera les tubes à drainage. Le second pansement peut rester en place au moins pendant une semaine, quelquefois plus longtemps encore. Cet avantage, à lui seul, a assez d'importance pour que, chaque fois qu'on le pourra, on emploie cette méthode; ajouté aux autres, il la rend précieuse dans tous les cas où une surveillance journalière est impossible.

PANSEMENT AU SOUS-NITRATE DE BISMUTH.

SUTURE SECONDAIRE (1).

La question que nous allons traiter, nous oblige à sortir un peu du cadre de l'arthrotomie, mais cette considération ne nous arrêtera pas, car notre but est uniquement de faire connaître une méthode originale, très probablement nouvelle pour beaucoup de chirurgiens, et qui, jusqu'à présent, a donné entre les mains de son auteur les résultats les plus satisfaisants. Nous raconterons ce que nous avons *vu* et rien de plus, sans nous écarter des bases de l'observation la plus rigoureuse; et nous laisserons à d'autres le soin de porter un jugement que notre inexpérience nous interdit.

M. le professeur Kocher (de Berne) publia (1) en novembre 1882, dans le Recueil de Volkmann un long article dans

____

(1) Sammlung klinischer vorträge. No 224. 9 novembre 1882.

lequel il étudie les *moyens les plus simples pour obtenir la réunion par agglutination sans tubes à drainage.*

A la recherche depuis longtemps d'un antiseptique qui pût remplacer l'acide phénique ou l'iodoforme, sans en avoir les inconvénients, il fut conduit à expérimenter le *sous-nitrate de bismuth*; et par des expériences, physiologiques ou cliniques, il reconnut bientôt que cette substance remplissait toutes les conditions et réalisait tous les désidérata. Nous n'entrerons pas dans ces vues théoriques et nous nous occuperons exclusivement du côté pratique.

L'adoption de ce nouvel antiseptique l'amena ensuite à supprimer complètement les tubes à drainage, et à employer le procédé de la *suture secondaire,* qui constitue la partie la plus curieuse et la plus originale de la méthode. Comme l'un ne va pas sans l'autre, nous décrirons le tout simultanément en prenant pour exemple une opération quelconque, cé qui nous permettra de faire comprendre plus clairement tous les détails du pansement.

Les matériaux se composent:

1º D'une solution de sous-nitrate de bismuth, ou plutôt pour mieux dire, d'eau tenant en suspension une certaine quantité de ce corps. (Pour la commodité de la description, on voudra bien nous permettre d'employer le mot solution.) — Primitivement, M. Kocher employait une solution à 1 pour 100. Actuellement il en a adopté une à 2 pour 1000 qui répond à toutes les indications.

Cette solution se prépare au moment de s'en servir. Le bismuth pesé à l'avance et mis en paquet, est versé dans une petite quantité d'eau. On remue pendant quelque temps avec une baguette de verre pour bien l'incorporer au liquide, puis on ajoute le surplus de véhicule nécessaire.

2º D'une pâte formée d'eau et de bismuth en quantité

quelconque. Cette pâte ne sert qu'une fois l'opération terminée.

Enfin, un irrigateur, des compresses trempées dans la solution de bismuth, des fils de soie, du catgut, etc.

Comme le bismuth est insoluble, on désinfecte les éponges, les instruments, les mains des aides et tout ce qui doit toucher la plaie avec une solution phéniquée à $5\,^o/_o$. De plus, on recouvre complètement le malade avec une étoffe imperméable sur laquelle on étale des compresses imprégnées de cette même solution phéniquée. Le champ opératoire, savonné et lavé à grande eau, rasé soigneusement, reste seul accessible.

L'opération commence alors suivant les règles ordinaires. Tous les vaisseaux sont saisis au fur et à mesure de leur section et liés avec du catgut. Ce point est essentiel, car *tout suintement sanguin doit avoir disparu* lorsque l'on applique le pansement.

Pendant toute la durée de l'opération on irrigue largement la plaie et ses alentours avec la solution de bismuth à 2/1000. L'eau coule à flots et entraîne au loin tous les liquides et tous les détritus organiques. N'importe quelle quantité peut être employée. Nous avons vu pour plusieurs opérations d'assez longue durée (Kélotomie. Arthrotomie pour luxation irréductible) user dix ou quinze litres, peut-être plus.

Une fois que toutes les manœuvres opératoires, quelles qu'elles soient, sont terminées, M. Kocher passe une dernière inspection des surfaces de la plaie. Toutes les inégalités sont aplanies, les débris d'aponévroses, les fragments de tissu cellulaire soigneusement enlevés, en un mot tout ce qui peut gêner un accolement intime des partis cruentées est rigoureusement supprimé.

Quand tout écoulement sanguin a cessé, on se met alors en devoir de faire les sutures. M. Kocher emploie généralement des fils de soie résistants, aussi bien pour les sutures superficielles que pour les sutures profondes. Quelquefois cependant il utilise le catgut pour les premières.

Toute la plaie est fermée dans sa plus grande étendue, seulement vers une de ses extrémités, on place quelques fils *sans les serrer*. Ceux-ci sont toujours des fils de soie.

Par-dessus le tout, on fait le pansement qui consiste en compresses trempées dans la solution de bismuth, étoffe imperméable et tours de bandes; s'il y a lieu, un appareil plâtré, une attelle, etc. La pratique est sur ces points la même que celle des autres chirurgiens.

Voilà donc un malade sur lequel on vient de pratiquer une opération, grave ou bénigne, avec des plaies immenses ou minimes, profondes ou non, en un mot sur lequel on vient d'exercer *n'importe quel traumatisme*. Tous les liquides que vont sécréter ces plaies n'auront qu'une voie d'écoulement : l'extrémité d'une incision qui se trouve exactement réunie dans les trois quarts de son étendue et qui va bientôt être complètement fermée. Au bout d'un temps variable, vingt-quatre heures, quelquefois douze heures, quelquefois aussi trente-six ou quarante-huit heures, dans les cas où il se produit des hémorrhagies secondaires, les fils de soie que l'on avait placés, sont serrés à leur tour et les lèvres de la plaie, dans toute leur étendue, se trouvent hermétiquement affrontées. (Disons dès maintenant que les fils de soie sont indispensables pour ce moment de la réunion parce que la plaie présente toujours un peu de gonflement, et qu'il faut une certaine force pour en réunir les surfaces). Une fois que l'incision est fermée, on badigeonne toute sa longueur avec la pâte de bismuth qui en se desséchant, forme une croûte protectrice.

Tel est le procédé de *suture secondaire*. Il consiste donc, en résumé, à laisser ouverte une plaie pendant un certain temps jusqu'à ce que la sécrétion soit réduite à son minimum ; ce minimum avec le *pansement au bismuth*, apparaît dans la majorité des cas au bout de 24 heures, souvent moins, rarement plus de 48 heures. Bien plus, un suintement même assez abondant ne contre-indique pas le moins du monde la fermeture, à condition que l'on exerce une compression modérée et très uniforme sur toute la surface de la région de la plaie. Presque toujours le pansement seul et le bandage suffiront à cette compression, mais dans certaines opérations, comme l'amputation du sein par exemple, qui laissent des clapiers plus ou moins anfractueux sous des couches musculaires, ou sous la peau, M. Kocher emploie des bandes rectangulaires de caoutchouc, aux deux extrémités desquelles sont fixées par un vernis, des bandes de diachylon. L'une de ces dernières est appliquée dans un point assez éloigné du champ de l'opération. Le caoutchouc légèrement tendu se trouve correspondre à la région qu'il s'agit de comprimer et la seconde lanière de diachylon collée à son tour, l'immobilise dans cette situation. Au moyen de cet artifice et en disposant dans des directions convenables plusieurs de ces lames de caoutchouc on arrive facilement à guérir par première intention de grandes plaies dans toute leur étendue et sans drainage.

Depuis que M. Kocher a publié pour la première fois son procédé, il a abandonné complètement le Lister, l'acide phénique ne lui servant plus que dans les circonstances indiquées plus haut. Tous ses opérés sont trai-

tés de cette manière et les résultats sont fort encourageants.

Les suites de l'intervention sont des plus bénignes. Pendant notre court séjour à la clinique chirurgicale de Berne,
M. Kocher fit plusieurs opérations que nous nous contenterons d'énumérer.

Arthrotomie pour une luxation irréductible du carpe avec
fracture de la partie latérale externe de l'extrémité du
radius.

Hernie crurale étranglée. Perforation. Résection de la
portion d'intestin menacée de gangrène. Suture. Réduction
du paquet intestinal.

Plaie de l'estomac par balle de pistolet. Laparotomie-
suture de la paroi stomacale.

Luxation complète du pied en dehors, avec issue des
deux os de la jambe. Débridements.

Résection tibio-tarsienne.

Amputation de jambe.

Opération de cure radicale d'une hernie inguinale con-
génitale.

Ajoutons à cela une résection de la hanche. Dans ce cas,
M. Kocher s'est servi pour les irrigations d'une solution de
sublimé à 1 pour 5000. Tout le reste du pansement ainsi
que les sutures ont été faits de la manière que nous avons
indiquée.

Dans tous ces cas, que nous n'avons pu malheureusement suivre longtemps, tout s'est passé les jours suivants
de la façon la plus normale et la plus simple. Un seul des
opérés a eu 38° de température le soir de son accident.
C'est celui qui s'était luxé le pied. Tous les autres, sans
exception, n'ont présenté aucune réaction. Pas de fièvre, à
peine quelques douleurs. Les plaies avaient bon aspect,

pas de rougeur, gonflement inappréciable et les dernières sutures ont été serrées dans les limites de temps habituelles. La sécrétion était très minime et sans odeur. Le pansement fut renouvelé tous les jours, pendant qu'on irriguait la plaie avec la solution de bismuth. La ligne de réunion était de même recouverte d'une mince couche de pâte.

M. Kocher publie dans son article primitif, 36 observations d'opérations. Nous lui en avons emprunté 3 (Obs. XXV, XXVI, XXVII) d'arthrotomie pour arthrites fongueuses. Les autres portent sur des cas de toute nature, et sont pour la plupart très favorables à la méthode. Nous ne pouvons les rapporter, car ce serait nous égarer trop loin. Nous n'avons voulu qu'indiquer la pratique du chirurgien bernois, et montrer qu'elle n'offre pas les dangers que l'on pourrait redouter au premier abord. Sans vouloir risquer une opinion dans un sens ou dans un autre, nous émettons le vœu que des expériences de contrôle soient faites. Dût le résultat être défavorable à la méthode, elle n'en constituera pas moins un effort de plus dans la voie du progrès chirurgical et comme tel elle a droit à tout notre intérêt.

CONCLUSIONS

I. L'arthrotomie faite suivant les règles de la méthode antiseptique expose le malade à des chances de mortalité à peu près insignifiantes ;

II. Elle est indiquée :

      1º Dans tous les cas d'arthrites purulentes, sans exception ;

      2º Dans tous les cas d'hydarthroses et d'hémarthroses reconnues au bout d'un certain temps rebelles aux moyens de traitement habituels ;

      3º Dans tous les cas d'arthrites fongueuses, qu'elles soient suppurées ou non, ou compliquées de carie.

III. Dans les arthrites purulentes et les hydarthroses le résultat est excellent, à tous les âges, et quelle que soit la variété d'articulation atteinte ;

IV. Dans les arthrites fongueuses le succès sera d'autant plus complet et d'autant plus rapide que l'on opérera des enfants jusque l'âge de 15 à 16 ans. Passé cette limite, l'arthrotomie ne sera plus guère qu'une opération palliative. On sera cependant en droit de l'essayer, mais à partir de 25 ans environ, la résection sera préférable, seule elle peut amener la guérison d'une façon effective et durable.

V. Pour le pronostic de l'arthrotomie pour arthrites fongueuses, il faut tenir compte de l'articulation atteinte et de sa complication au point de vue anatomique;

VI. Les procédés qui permettent d'explorer le plus commodément la jointure, et qui assurent aux liquides sécrétés, la voie d'écoulement la plus commode, doivent être adoptés à l'exclusion de tous les autres;

VII. Pour les arthrites aiguës et pour l'hydarthrose, le pansement phéniqué (Lister type ou Lister modifié) paraît le pansement d'élection ; pour les arthrites fongueuses l'iodoforme donne de meilleurs résultats, et jusqu'à nouvel ordre, c'est lui que nous sommes d'avis d'employer.

TABLE DES MATIÈRES

Nancy. — Imprimerie Paul SORDOILLET, rue Saint-Dizier, 51.